Christine Fehér

# DÜNNER ALS DU DENKST

AF286907

Christine Fehér

# Dünner als du denkst

Bei diesem Buch wurden die durch das verwendete Material und die Produktion entstandenen $CO_2$-Emissionen ausgeglichen, indem der cbj Verlag ein Projekt zur Aufforstung in Brasilien unterstützt. Weitere Informationen zu dem Projekt unter: www.ClimatePartner.com/14044-1912-1001

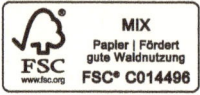 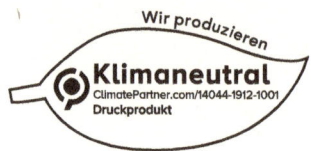

Penguin Random House Verlagsgruppe
FSC® N001967

1. Auflage
Originalausgabe November 2022
© 2022 cbj Kinder- und Jugendbuch Verlag
in der Penguin Random House Verlagsgruppe GmbH,
Neumarkter Str. 28, 81673 München
Alle Rechte vorbehalten
Umschlaggestaltung: Geviert, Grafik & Typografie
Umschlagmotive: © Shutterstock.com (Perfect Wave, Sylvvie,
Olga Moonlight)
MI · Herstellung: AW
Satz & Druck: GGP Media GmbH, Pößneck
ISBN 978-3-570-31482-1
Printed in Germany
www.cbj-verlag.de

# DER GEHEIME SPITZNAME

»So, Jasper, hier wären wir«, sagt Linda, die Betreuerin und Ernährungsberaterin, die meine Eltern und mich in Empfang genommen und nach oben begleitet hat. Während sie eine hellgrün gestrichene Zimmertür öffnet, summt sie ziemlich schief die Melodie aus der neuen Biomilchwerbung. »Zimmer 28. Herzlich willkommen im ›Haus Schmetterling‹.«

Ich blicke mich um. Zum Glück sieht der Raum nicht wie in einem richtigen Krankenhaus aus, sondern mehr wie in einem Schullandheim. Zwei Holzbetten mit Nachttischen an den Längsseiten, ein Tisch mit zwei Stühlen, zwei schmale Kleiderschränke und über jedem Bett eine große Magnetpinnwand. Das wird also für die nächsten Monate mein Teilzeit-Zuhause sein. Hier drinnen, in einer Spezialklinik für essgestörte Kinder und Jugendliche, wollen sie aus mir einen Jungen machen, der wieder isst.

Meine Mutter stellt meine Reisetasche auf einen der Stühle, zieht den Reißverschluss auf und will schon hineingreifen.

»Lass«, sage ich und setze mich auf das unbenutzte Bett. »Ich räume später selber ein.«

»Genau, immer schön selbstständig bleiben«, singt Linda. »Dein Zimmernachbar heißt Felipe. Im Moment ist er noch in der Bewegungstherapie, aber er kommt sicher gleich. Ihr werdet euch bestimmt vertragen. Inzwischen kannst du dich ganz in Ruhe einrichten.« Sie zwitschert einen kurzen Abschiedsgruß, winkt meinen Eltern und mir mit flatternden Fingern zu und geht.

Meine Eltern stehen herum wie zwei Holzgiraffen. Irgendwie ist es hier drin zu voll. Zum Glück ist dieser Felipe noch nicht da, der würde ja Platzangst kriegen. Ich muss aufs Klo, und mein Magen knurrt so sehr, dass es schmerzt. Wenigstens das ist mir vertraut.

»Hier bist du in guten Händen«, sagt meine Mutter, ein wenig zu hell, die Stimme auf fröhlich gestellt. Sie streicht mir über den Kopf. »Es ist gut, dass wir diesen Schritt gegangen sind, Jasper. Manchmal kommt man allein nicht weiter.«

Mein Vater legt mir die Hand auf die Schulter und zieht mich an sich. »Das wird schon wieder, mein Kleiner. Immer den Kopf schön hoch tragen.«

Dann ist es Zeit für den Abschied. Vom Fenster aus beobachte ich, wie Mama und Papa unten auf dem Parkplatz unseren Kombi ansteuern. An der Schranke schiebt Papas Hand das Ticket in den Automaten, dann biegt das Auto in die Straße ein und fädelt sich in den Verkehr. Nach Hause zu ihrem geliebten Justus, meinem ein Jahr jüngeren Superbruder,, dem Prinzen, dem Fußballtalent, dem ewigen Sieger. Endlich hat Justus unsere Eltern für sich allein.

Ich gehe ins Bad. Hier drinnen sieht es aus wie in jedem Krankenhaus, weiße Kacheln, Dusche, Waschbecken und Toilette, ein Kabel mit einem roten Knopf, mit dem man die Schwester rufen kann, wenn was ist. An einem von zwei Haken hängt Felipes Handtuch, blau mit einem aufgestickten lachenden Wal drauf. Sein Zahnputzbecher ist der mit dem lustigen Krokodil vom Schulzahnarzt, den ich früher auch hatte. Müssen sie mich mit einem Erstklässler zusammenstecken?

Ich drehe mich so, dass ich nicht in den Spiegel schauen muss. Dass ich behämmert aussehe, weiß ich auch so. Zu klein für einen Dreizehnjährigen, angeblich viel zu dünn und trotzdem mit einem zu runden Gesicht. Das Abnehmen hat daran wenig geändert. Besonders sportlich bin ich auch nicht, obwohl der Kinderarzt vor einem halben Jahr bei der J1 gesagt hat, ich hätte nur leichtes Übergewicht.

»Wie sieht es bei dir mit Bewegung aus?«, wollte er damals wissen. »Du sitzt doch nicht etwa den ganzen Tag vor der Spielkonsole?«

Seitdem hasse ich ihn. Ich hätte zum Hulk werden können. Ich habe mir vorgestellt, wie ich am ganzen Körper grün anlaufe und meine Muskeln wachsen und wachsen, bis ich mit gruseligen Lauten den Arzt zusammenbrülle. Natürlich habe ich das nicht getan. Stattdessen habe ich beim Anziehen meinen Pfannkuchenkopf durch den Rollkragenschlauch meines Pullovers gezwängt und kein Wort mehr mit diesem Schwan gesprochen. Aber am Nachmittag bin ich a) in den Spielzeugladen gegangen und habe mein ganzes Taschengeld für eine Hulkfigur ausgegeben und habe b) aufgehört zu essen. Jedenfalls fast. Um nichts in der Welt wollte ich ein schwabbeliger Nerd sein. Die Hulkfigur erinnerte mich stets an meine Ziele: stark werden, Muckis aufbauen und mir nicht mehr alles gefallen lassen. Bei der Umsetzung ist jedoch einiges schiefgelaufen: Statt stark bin ich nur dünn geworden. So dünn, dass es irgendwann gefährlich wurde. Deshalb bin ich jetzt hier.

Noch bin ich allein. Ich drehe den Riegel der Badezimmertür zu und lege mich auf den Boden, um Liegestütze zu machen. Bei der zehnten rinnt mir bereits der Schweiß die Schläfen hinunter, und meine Oberarme zittern. Bei Nummer siebzehn wird von außen die Klinke heruntergedrückt, und jemand klopft an.

»Hier ist Felipe«, tönt eine Jungsstimme durch die geschlossene Tür. Kein Erstklässler, sondern einer, der schon fast im Stimmbruch ist. »Los, mach auf, ich muss.«

Ich springe auf, wische mir hastig mit meinem T-Shirt übers Gesicht und drehe den Riegel auf. Felipe knallt mir die Tür gegen den Kopf. Ich reibe mir die Stelle, an der ich bestimmt ein blaugrünes Horn bekomme, und starre Felipe an. Er ist lang, fast so groß wie mein Vater. Sein braunes Haar fällt ihm lässig in die Stirn. Die Mädchen aus meiner Klasse wären bestimmt alle in ihn verknallt.

Felipe schiebt mich aus dem Bad. Von draußen höre ich sein Pinkelgeräusch, er hört gar nicht mehr auf damit. Dann spült er, dreht den Wasserhahn auf und pfeift den Titelsong einer Serie. Um nicht blöd herumzustehen, gehe ich zu meiner Reisetasche. Sie steht immer noch auf dem Stuhl, als ob sie nur darauf wartet, dass ich sie an beiden Griffen packe und mit ihr abhaue.

»Und schwups, fangen sie mich wieder ein«, murmele ich vor mich hin. Also nehme ich zuerst meinen Bücherstapel heraus, *Erebos*, alle *Harry-Potter*-Bände, *Asterix* und ein paar von Walt Disneys *Lustigen Taschenbüchern*. Einige Schulbücher habe ich auch dabei, Mathe, Deutsch, Englisch und das von der Latein-AG. Neben den Stapel lege ich mein zusammenklappbares Schachspiel auf den Tisch. Hoffentlich kann Felipe Schach.

Als Nächstes stelle ich meinen Bilderrahmen mit dem Foto von unserem Kater Bruno auf meinen Nachttisch. Das Foto zeigt ihn, wie er in einer Papiertüte steckt, nur sein rot getigerter Kopf schaut heraus. Mein Bruno. Mit dem Zeigefinger streiche ich über das Bild. Wehe, Justus verzieht ihn, während ich fort von zu Hause bin.

Schließlich wühle ich in der Tasche nach meiner Hulk-Figur und finde sie ganz unten zwischen den Socken. Zu Hause steht sie immer neben meinem Bett. Jetzt zerre ich an der Schublade meines Nachttisches, um Hulk darin zu verstecken. Sie klemmt etwas. Gerade als ich sie mit einem Ruck geöffnet habe, steht Felipe wieder hinter mir. Eilig verstecke ich Hulk hinter meinem Rücken.

»Mit so was spielst du noch?«, fragt Felipe. Ich zucke mit den Schultern und stelle Hulk nun doch auf den Nachttisch. Mit dem Kinn deute ich auf Felipes Bett.

»Und du? Was ist mit deinem Mami-Fotokissen? Ganz erwachsen, wie? Die eine Ecke sieht aus, als ob du immer darauf herumkaust.«

Felipe lacht. »Eins zu null für dich«, sagt er und hebt die Hand, damit ich einschlagen kann. »Linda hat mir erzählt, dass du Jasper heißt. Hast du einen Spitznamen?«

Ich zögere. Meinen Spitznamen würde ich gern loswerden. Die Jungs in der Schule haben ihn mir gegeben, lange bevor ich angefangen habe, abzunehmen.

»Verrätst du mir deinen?«, frage ich also zurück.

»Salzstange«, antwortet Felipe und blickt an sich hinunter. »Vor ein paar Monaten hat das noch zu mir gepasst. Da hatte ich auch solche Fadenarme wie du.«

»Fadenarme?«

»Guck dich doch an. Siehst aus wie der Suppenkasper. Ich wollte Fünfkämpfer werden, bevor ich hier gelandet bin. Mit zehn Jahren kann man anfangen zu trainieren. Hundert Meter Schwimmen, achthundert Meter Laufen und zehn Laserschüsse. Ich war der Dickste in meinem Verein. Also wollte ich abnehmen. Ich dachte, nur wenn ich immer noch dünner werde, kann ich Bestleistungen erreichen.«

»Mein Bruder macht auch viel Sport. Aber er futtert trotzdem ganz gut.«

»Muss er auch. Beim Sport verbraucht man viel Energie. Es hat ewig gedauert, bis ich das kapiert habe. Zum Schluss habe ich nicht mehr als ein paar Stück Traubenzucker am Tag gegessen. Sogar vor Wasser hatte ich Angst, es könnte mich aufschwemmen. Bis ich eines Tages umgekippt bin wie ein schwacher alter Mann, mitten im Lauftraining. Herz und Kreislauf haben gesponnen. Der Rest ist Geschichte.«

»Ich weiß schon«, sage ich. »Arzt, psychiatrisches Krankenhaus, dort erst mal aufpäppeln. Dann kamst du her. Und so, wie du aussiehst, hast du es geschafft und die Magersucht besiegt.«

»Danke.« Felipe klopft mir auf die Schulter. »Ich werde bald entlassen. Weiß noch gar nicht, ob ich mich drauf freuen soll.«

»Was wird aus deinem Sport? Fünfkampf kannst du wohl vergessen.«

»Vielleicht lerne ich Reiten. Da gibt es wahrscheinlich eh mehr coole Mädchen als beim Fünfkampf.« Er zwinkert mir zu. »Verrätst du mir jetzt deinen Spitznamen?«

»Nur wenn du eine Partie Schach mit mir spielst.«

»Kein Ding«, sagt er. »Mache ich gerne. Schach ist Sport fürs Gehirn.«

»Okay«, sage ich und atme tief durch. »Aber bitte, posaune meinen Spitznamen nicht gleich herum.«

Felipe hebt drei Schwurfinger.

»In der Schule haben sie mich Pancake genannt. Den Namen bin ich ewig nicht losgeworden.«

»Wegen deines runden Gesichts«, vermutet Felipe.

»Und weil ich einmal Pancakes zum Frühstück dabeihatte. Erst als ich dünn wurde, nannten sie mich Suppenkasper.«

»Und ich komme dir auch noch damit. Ach Mensch.« Felipe schüttelt den Kopf.

»Wird man hier sehr gemästet?«, frage ich.

»Du darfst natürlich nicht hungern wie zu Hause. Linda teilt uns die Portionen zu, und die müssen wir schaffen. Sonst bringt das ja alles nichts. Aber das gesamte Team ist wirklich nett und hilft uns. Mit jedem Kilo, das ich zunehme, fühle ich mich stärker. Und wenn wir gelernt haben, so viel zu essen, wie unser Körper braucht, dürfen wir die Mengen selber bestimmen. Aber jetzt komm mit.« Felipe steuert die Zimmertür an. »Es gibt gleich Abendbrot. Vorher soll ich dich herumführen und dir den Speisesaal zeigen. Für Schach ist später noch Zeit.«

*

Hey Jasper,

tut mir leid, dass ich nicht mitgefahren bin, um dich in die Klinik zu bringen. Jetzt ist es so still zu Hause. Mama und Papa scheinen gar nicht mehr zu merken, dass ich da bin, sie reden nur von dir und wie es dir wohl geht. Vor allem Mama.

Eben war ich auf dem Bolzplatz bei der Schule und habe alleine aufs Tor geballert. Wenn du wieder da bist, will ich weniger angeben. Und dir beim Essen helfen. Also natürlich nicht dich füttern oder so was, aber irgendwas tun, damit du wieder gerne isst.

Hoffentlich hast du kein Heimweh, denn das musst du nicht. Du bist weit weg, und trotzdem dreht sich hier alles um dich.

Bruno geht es übrigens gut. Werd bitte bald gesund.

Bis bald,

dein Justus

# DIE KOTZERIN

Als Felipe kurz wegschaut, stecke ich meinen Hulk in die Hosentasche. Dann gehen wir zusammen die Treppe hinunter. Schon von Weitem höre ich das Klappern von Geschirr, es riecht nach dem heißen Dampf einer Spülmaschine und einem Citrus-Seifengemisch. Mir graut ein wenig vor dem Abendbrot, bestimmt ist mir die zugeteilte Portion viel zu groß. Zu Hause habe ich in letzter Zeit meistens nur ein paar Gurkensticks mit Quarkdip gegessen.

»Dein heimliches Turnen im Bad kannst du übrigens vergessen«, sagt Felipe. »Darauf fällt hier keiner rein. Wenn du erwischt wirst, gibt es eine Ansage. Und wenn du trotzdem weitermachst, kann es sein, dass alles nur länger dauert.«

»Woher willst du wissen, dass ich geturnt habe?«

Felipe sieht mich an, als hätte ich ihn gefragt, ob ein Huhn Eier legen kann.

»Am Anfang macht das hier fast jeder«, antwortet er dann. »Ich auch. Bis ich kapiert habe, dass das kein Leben ist. Zum Glück habe ich hier gemerkt, dass es noch mehr gibt als Hungern und Abnehmen.«

Wir steuern auf eine breite Glastür zu und betreten den Speisesaal. Vor einer Anrichte stehen ein paar Mädchen und rühren in Schüsseln. Linda erklärt ihnen irgendein Rezept.

»Wir sitzen in Gruppen zu acht an den Tischen«, erklärt Felipe. Ich zähle sechs Tische. So viele Essgestörte gibt es hier also. Ich spüre, wie sich eine warme Welle in mir ausbreitet. Hier geht es allen so wie mir. Im »Haus Schmetterling« bin ich nicht der komische Esser, um den man sich Sorgen machen muss.

Linda blickt auf und entdeckt uns. Lächelnd kommt sie auf uns zu. Ihre Augen erinnern mich ein wenig an die meiner Mutter. Das ist mir vorhin noch gar nicht aufgefallen.

»Jasper«, ruft sie und nickt erst mir, dann Felipe zu. »Schön, dass ihr pünktlich seid. Heute bist du noch vom Küchendienst verschont, es ist ja dein erster Tag hier. Ab morgen geht es dann los. Oft bereiten wir die Speisen gemeinsam zu. Heute gibt es Nudeln mit einer Soße aus frischen Tomaten, gekochtem Schinken und Parmesan, dazu einen gemischten Salat. Magst du das?« Sie legt einen Arm um meine Schulter und führt mich zu einem Stuhl.

»Setz dich am besten neben Rosanna«, sagt sie und deutet auf den Stuhl links neben einem blassen Mädchen, das gerade versucht, sein Gesicht hinter den dunklen Haaren zu verstecken. Wie zwei Gardinen hängen sie unter der Kapuze ihres schwarzen Pullovers heraus. »Sie ist auch erst seit heute bei uns. Dann fühlt ihr euch beide nicht so allein.«

»Allein? Ich hab mich voll um Jasper gekümmert! Danke, Linda.« Felipe lässt sich auf den Stuhl rechts von mir fallen. Diese Rosanna streift uns beide mit einem Blick, dreht sich jedoch schnell wieder weg. Linda bittet sie, ihre Kapuze abzunehmen. Rosanna verdreht die Augen, tut aber, was sie soll.

Kurz darauf sitzen alle am Tisch. Mir gegenüber flüstern und lachen zwei ältere Mädchen miteinander, ich nenne sie insgeheim die Kicherzwillinge. Linda wünscht uns allen einen guten Appetit.

Jetzt, beim Essen, fühle ich mich doch beobachtet. Ich nehme nur wenig von dem, was Linda auf meinen Teller getan hat, auf meine Gabel. In Zeitlupe esse ich sechs von den kurzen Röhrennudeln, ein dünnes Rinnsal Tomatensoße mit ganz wenig Schinken und etwas Salat. Es schmeckt gut, jetzt merke ich wieder, wie hungrig ich bin. Eigentlich bin ich schon seit Monaten hungrig, immerzu, jeden Tag, jede Nacht. Er tut weh, dieser Hunger, tut weh und macht traurig und einsam. Mehr als alles auf der Welt will ich raus aus dieser Leere und Traurigkeit. Aber was kommt dann?

Ich schiele zu Felipe und den Kicherzwillingen hin. Ihre Portionen machen mir noch mehr Angst als meine eigene. Aber die drei essen, als wäre es das Normalste von der Welt, ebenso die vier anderen Mädchen am Tisch, deren Namen Linda vorhin genannt hat. Ich habe sie wieder vergessen, sie sehen auch kaum zu mir hin.

Heimlich werfe ich auch einen Blick auf Rosannas Teller. Hastig verschlingt auch sie eine große Portion, trinkt ihr Saftglas leer, nimmt sich mehr Nudeln, isst weiter und trinkt noch mehr. Noch ehe alle fertig sind, schiebt sie ihren Stuhl zurück und steht auf. Ihre Hände verschwinden in der Kängurutasche ihres Pullovers.

»Es gibt noch Nachtisch«, erinnert Linda und stellt eine flache, breite Form auf den Tisch. In den Kakaostaub auf der Creme hat jemand das Wort »Willkommen« sowie zwei Herzen gezogen. »Extra für euch Neue«, fügt Linda hinzu und deutet darauf.

»Ich muss aufs Klo«, erwidert Rosanna. »Oder ist das verboten?«

Sie verschwindet, ohne Lindas Antwort abzuwarten. Die Kicherzwillinge füllen acht Portionen in Dessertschälchen und stellen jedem eines hin.

»Müssen wir warten, bis sie wieder da ist?«, will Felipe wissen.

»Das würdest du auch wollen, wenn du aufgestanden wärst«, entgegnet Linda. »Sonst müsste Rosanna allein essen, und das an ihrem ersten Abend.«

Rosanna scheint ewig wegzubleiben. Irgendwann gibt Linda uns doch mit einem Seufzer und einer Handbewegung zu verstehen, dass wir mit dem Nachtisch anfangen sollen. Kurz darauf huscht Rosanna wieder herein und setzt sich fast lautlos auf den Stuhl. Sie atmet schnell, und weil ich neben ihr sitze, fällt mir auf, dass ihr Atem nach Kotze riecht. Sofort lege ich meinen Löffel hin und wende mich ab. Wenn sie Magen-Darm hat, hätte sie sich ins Bett legen sollen, statt mit ihrem Mundgeruch alles zu verpesten. Kotzgestank ist für mich das Ekligste, was es gibt. Rosanna hat alles verdorben, und doch tut sie mir leid.

Nach dem Essen helfen Felipe und ich freiwillig beim Abräumen. Während ich den Tisch abwische, blicke ich verstohlen hinter Rosanna her. Sie geht allein zum Ausgang statt zu der Glastür, die ins Treppenhaus zu den Zimmern führt. Draußen ist es schon fast dunkel, jetzt im September riecht die Luft abends schon nach kalter Erde und feuchtem Laub. Wo will Rosanna jetzt noch hin, noch dazu ohne Jacke?

Felipe und ich schieben die Stühle zurück an den Tisch. Dann dürfen wir gehen.

»Hast du Lust auf Tischtennis?«, fragt Felipe, während die anderen sich in alle Richtungen verstreuen. »Im Keller ist eine Platte. Manchmal kommen auch andere Jungs dazu, wir sind ja hier nicht so viele neben den ganzen Mädchen.«

Ich zögere. Im Tischtennis bin ich eine Niete. Meine Schmetterbälle landen am Türrahmen oder im Papierkorb oder was sich sonst gerade anbietet, nur nie auf der Seite des Gegners. Justus sagt immer, ich spiele wie ein kleines Mädchen. Papa will mich demnächst herausfordern. Mir graut jetzt schon davor. Im Moment habe ich nicht mal Lust auf Schach. Mir lässt der Gedanke an Rosanna keine Ruhe.

»Ein anderes Mal«, antworte ich also. »Jetzt brauch ich frische Luft. Wir sehen uns nachher im Zimmer.«

»Du willst aber nicht hinter der Kotztante her?« Felipe schüttelt sich. »Viel Spaß.« Dann dreht er sich um und geht.

Es dauert nicht lange, bis ich Rosanna gefunden habe. Die dunkle Gestalt mit der schwarzen Kapuze auf dem Kopf ist leicht zu erkennen. Sie sitzt auf einer Bank ganz hinten vor der Umzäunung des Geländes. Ihre Hände stecken wieder in der Kängurutasche, mit ihren weißen Turnschuhen scharrt sie Kreise und Muster in den Sand. Langsam gehe ich auf sie zu und setze mich neben sie. Sofort rückt sie ein Stück von mir ab.

»Geht's dir besser?«, frage ich sie.

»Wieso willst du das wissen«, antwortet sie, ratternd schnell und wie in einem Wort.

»Du hast gekotzt. Ich hab's genau gerochen. Fast hätte ich mitgemacht.«

Mit der Schuhsohle wischt sie ihre Zeichnungen weg. »Setz dich eben nächstes Mal woanders hin.«

»Du wirst doch nicht jedes Mal mitten beim Essen aufs Klo gehen. Oder bist du krank?«

»Nicht mehr als du wahrscheinlich.«

»Ich übergebe mich aber nicht. Wovon ist dir denn schlecht geworden?«

Rosanna antwortet nicht sofort. Sie hört auf, mit den Schuhen zu scharren und blickt in die Ferne.

»Von allem«, sagt sie schließlich. »Von mir selber, vom Essen und von Jungs. Am meisten von Jungs.«

»Tut mir leid, dass ich auch einer bin«, sage ich und überlege, ob sie will, dass ich gehe. Aber solange sie das nicht sagt, bleibe ich, wo ich bin.

»Und du kriegst nichts runter«, bemerkt Rosanna. »Ist eigentlich fast dasselbe. Hauptsache, der Magen ist leer und man kann nicht fett werden.«

»Hungern stinkt aber nicht«, erwidere ich. Rosanna lacht leise und ich lache mit. Es ist diese Art von Lachen, bei der man hört, dass wir uns noch nicht gut kennen. Danach schweigen wir wieder. Wenn wir schon Freunde wären, könnte das hier so ein Abend sein, an dem man sich alles erzählt und dabei Lakritzschnecken teilt. Erst mal teilen Rosanna und ich miteinander nur die Luft und die Stille hier draußen.

»Wollen wir Bullshit-Bingo spielen?«, frage ich sie. »Immer abwechselnd sagt jeder von uns einen Satz, den er wegen der Essstörung zu hören bekommen hat. Wenn der andere ihn auch kennt, ruft er *Bingo*.«

»Geile Idee«, antwortet sie. »Ich fange an: *Es kann doch nicht so schwer sein, einfach ganz normal zu essen.*«

»Bingo! Jetzt ich: *Du hast eine schlechte Note bekommen? Kein Wunder. Mit einem ständig leeren Magen kann ja kein Mensch lernen.*«

»Bingo!«, ruft Rosanna. »*Du hast in der Küche genascht und bist deshalb schon satt? Dir glaube ich gar nichts mehr.*«

»Bingo! Oder der: *Kein Wunder, dass du dich erkältet hast, so dürr, wie du bist.*«

»Genau, Bingo! Und das hier: *Du bist nur noch ein Klappergestell, also schön siehst du nicht aus. Das schreckt die Leute ab, so will dich nicht mal* – Warte.« Ein Ruck geht durch Rosannas Körper. Sie wendet ihren Kopf zur Seite und blickt starr nach links.

»Ich wusste, dass sie kommt«, flüstert sie. »Ich habe sie vorhin schon gesehen.«

Oh nein, bitte kein anderes Mädchen. Dann bin ich abgemeldet. Ich erhebe mich schon halb und will gehen, doch Rosanna hält mich am Arm fest und drückt mich zurück auf die Bank.

»Still«, flüstert sie. Endlich sehe ich, was sie meint. Ein Fuchs schleicht hinter unserer Bank hervor und kommt geduckt näher, die Ohren aufgestellt. Rosanna zieht eine Hand aus ihrer Kängurutasche und hält ihm etwas hin. Der Fuchs nimmt es zaghaft in seinen Fang und verschwindet wieder.

»Es ist ein Weibchen, eine Fähe«, sagt Rosanna mit gedämpfter Stimme. »Tiere kommen immer zu mir.

Bestimmt sind die Welpen auch noch in der Nähe, aber nicht mehr lange, dann sind sie ausgewachsen.«

»Hast du ein Haustier?«

»Meine kleine Schwester ist allergisch«, antwortet sie. »Aber der Hund meiner besten Freundin Ylvie hört besser auf mich als auf sie und ihre Eltern.«

»Ich hab einen Kater«, erzähle ich. »Bruno, er ist rot getigert und total zutraulich. Mein Bruder Justus versucht immer, ihn mit Spielzeug und Leckerbissen zu sich zu locken, wenn Bruno gerade bei mir im Zimmer ist. Aber der macht sein eigenes Ding. Von mir gestreichelt werden will er vor allem, wenn ich gerade Hausaufgaben mache. Dann legt er sich mitten auf mein Heft.«

»So sind Katzen«, sagt Rosanna. »Total cool. Da kann dein Bruder sich auf den Kopf stellen mit seinen Leckerlis.«

Als sie das sagt, habe ich das Gefühl, als ob sich ein Nebel in meinem Kopf langsam löst und davonschwebt. Wenn Rosanna recht hat, wird Bruno niemals Justus lieber mögen als mich. Wenigstens er.

Dann kommt die Füchsin zurück. Wieder gibt Rosanna ihr einen Happen, den das Tier ihr aus der Hand frisst.

»Verrate bitte niemandem etwas von den Füchsen«, sagt sie leise. »Ich will nicht, dass jemand sie aufspürt und vielleicht ärgert.«

»Okay, es ist unser Geheimnis«, antworte ich. »Ist das was von deinem Abendessen, das du ihr gibst?«

»Musst du nicht wissen«, rattert sie ihre Antwort. Dann verbuddelt sie sich wieder in ihrem Pullover und stiert vor sich hin. Ich könnte mir die Zunge abbeißen vor Wut auf mich selbst.

»Und was war bei dir?«, fragt sie plötzlich. Inzwischen ist es so kalt geworden, dass unser Atem feuchte Wolken vor unseren Gesichtern bildet. Rosanna zittert ein wenig. »Warum bist du so dünn?«

»Weil ich's kann«, antworte ich. »Besser als Justus, der schon größer ist als ich, obwohl ich ein Jahr älter bin. Sportlicher und hübscher ist er auch. Aber wenigstens im Hungern überholt er mich nicht.« Ich bücke mich und reiße ein paar Grashalme aus, die ich zu zentimeterkleinen Schnitzeln zerrupfe.

»Warum nimmst du ihn so wichtig?«, fragt Rosanna. »Du hast doch Freunde, oder?«

»Jede Menge. So lange, bis sie in der großen Pause meine Hausaufgaben abgeschrieben haben.«

»Der nützliche Klassen-Nerd, der trotzdem keine Chance bei den Coolen hat.«

»Und du bei den Jungs?«

»Musst du nicht wissen.«

»Das ist unfair«, erwidere ich. Daraufhin schweigen wir wieder. Ich überlege fieberhaft, was ich sagen könnte, um Rosanna etwas Mut zu machen.

»Wusstest du, dass der weibliche Körper von Natur aus mehr Fettzellen hat als der männliche?«, frage ich nach einer Weile und lasse meine Hulkfigur über ihren Oberschenkel hüpfen. »Jungs und Männer haben dafür mehr Muskeln. Du kannst also ruhig etwas runder sein. Das wäre gar nicht schlimm.«

Rosannas Blick ist der vergiftete Pfeil eines Indianermädchens. »Wie unfassbar klug du bist«, zischt sie. »Muskeln, ja? Hältst du dich für den Hulk, oder wie? Du siehst eher aus wie eine Pusteblume. Dürrer Stängel mit einem zerzausten Dickkopf obendrauf. Denkst du, es sieht gut aus, wenn du eine halbe Stunde lang auf einer Makkaroni herumkaust? Du hast doch 'ne Weiberkrankheit.«

Hulk verschwindet mit einem Kopfsprung wieder in meiner Hosentasche.

»War nicht böse gemeint«, lenke ich ein. Aber Rosanna springt auf.

»Dann hör auf, so zu tun, als ob mir das Kotzen Spaß machen würde. Tut es nicht! Es fühlt sich krank an, mir tut ständig der Magen weh, und meine Zähne haben lauter Löcher von der vielen Säure. Ich dachte, mit dir könnte man reden, aber nein. Als ich gehört habe, dass hier auch Jungs sind, wollte ich nicht herkommen. Ich hätte dabei bleiben sollen. Ich seid alle gleich dämlich.«

Sie stürmt aufs Klinikgebäude zu. Ein paar Minuten später stehe ich ebenfalls auf und gehe zurück. Und obwohl Rosanna richtig zickig zu mir war, freue ich mich darauf, sie morgen wiederzusehen. Denn dass alle Jungs dämlich sind, lasse ich nicht auf mir sitzen. Sie wird schon sehen.

~~Pancake~~
~~Halt~~
Pusteblume (lat. Taraxacum), auch bekannt als
Löwenzahn :-/

# LEICHTER ALS NUR DÜNN

Am nächsten Morgen nach dem Frühstück gehen Felipe und ich in einen Therapieraum mit Fenstern, die bis zum Boden reichen. Dicht hinter uns folgt Rosanna. Auf dem Boden verteilt liegen große Papierbögen mit der Rückseite nach oben, abgeschnitten von einer Tapetenrolle, daneben ein paar Wachsmalstifte. Eine Frau mit hellbrauner Haut, Brille und dunkelgrauen Locken, um die sie ein buntes Tuch geschlungen hat, kommt auf uns zu.

»Unsere Neuen! Wie schön, euch kennenzulernen«, sagt sie und strahlt Rosanna und mich an. »Ich bin Frau Suriyani, eure Therapeutin. Habt ihr euch schon etwas eingelebt?«

Ich nicke, Rosanna zuckt mit den Schultern und sieht an mir vorbei in den Raum. Frau Suriyani begrüßt die Gruppe, dann sollen wir uns zu zweit zusammenfinden.

»Wir beide?«, fragt mich Felipe, doch Frau Suriyani schickt ihn zu einem anderen Jungen und mich zu Rosanna. Zuerst soll jeder von uns seinen ganzen Körper in Lebensgröße aufmalen.

»Anschließend legt ihr euch bitte auf euren gezeichneten Umriss, und der Partner zeichnet eng um euch herum«, sagt die Therapeutin. »Danach wird gewechselt.«

Ich bin zuerst dran. Rosanna sieht mir zu, wie ich am linken Fuß anfange und dann aufwärts weiterzeichne.

»So dick bist du niemals, Pusteblume«, bemerkt sie, als ich noch nicht mal halb fertig bin. »Dein Umriss sieht aus wie ein gestrandeter Wal.«

Nachdem ich wieder am Anfang angekommen bin, reiche ich ihr den Stift und lege mich auf das Papier. Es kitzelt, als sie mit dem Wachsstift an meiner Körperseite entlang aufwärts fährt.

»Zappel nicht so«, befiehlt sie. Über der Innenseite meines Knies hält sie inne.

»Um deine Hose herum kannst du selber malen«, fordert sie mich auf. Ich muss lachen.

»Du bist scheinbar doch ganz okay«, antworte ich, male um meinen Unterkörper herum und gebe ihr den Stift zurück. Als Rosanna fertig ist, stehe ich auf. Frau Suriyani tritt zu uns.

»Siehst du den Unterschied, Jasper?«, fragt sie mich. »In deinen selbst gezeichneten Umriss passt du zweimal rein, wie Rosannas Werk beweist. Du bist viel schmaler, als du dich selber siehst.«

Aber auch Rosanna zeichnet sich selbst viel dicker, als sie ist. Anschließend gibt Frau Suriyani jedem von uns ein Stück Schnur. Damit sollen wir die Länge unseres Bauchumfanges einschätzen.

»Man könnte denken, ihr hättet Elefanten ausgemessen«, sagt sie. »In Wirklichkeit habt ihr gefährliches Untergewicht. Was aber besonders schlimm ist: Ihr glaubt, nur wenn ihr so dünn seid, dass ihr fast verschwindet, seid ihr auch liebenswert. Dabei besteht ihr aus so viel mehr als nur einer Zahl auf der Waage. Könnt ganz andere Dinge als Hungern und Abnehmen. Und genau daran arbeiten wir hier, gemeinsam mit euch und euren Familien. Wir finden zusammen heraus, warum ihr krank geworden seid. Wir arbeiten an euren Stärken und helfen euch, wieder gesund zu werden. Ihr schafft das. Da bin ich sehr zuversichtlich.«

Danach dürfen wir unsere Bilder farbig gestalten, wie wir wollen. Frau Suriyani gibt uns außer den Wachsstiften auch noch Stoffreste, Tusche, Schere und Kleber. Rosanna malt sich als Tänzerin mit einem schwarzen Kleid, Schleife im Haar und Absatzschuhen. Mein Körper wird grün, bepackt mit Muskelpaketen, die aussehen wie grüne Weihnachtskugeln.«

»Du und dein Hulk«, sagt Rosanna und grinst. »Dafür musst du aber noch eine Menge Spinat verdrücken.«

»Du Dummi«, entgegne ich und tupfe ihr mit schwarzer Farbe eine Mickymausnase ins Gesicht. »Der mit dem Spinat ist Popeye.«

In den nächsten Tagen mache ich mich mit allem vertraut, was in der Klinik passiert. Auch Felipe lerne ich immer besser kennen. Ich bin froh, dass wir uns ganz gut verstehen, auch wenn er manchmal heraushängen lässt, dass er etwas älter und mit seiner Magersucht fast durch ist. Felipe besucht hier auch die Klinikschule. Ich habe damit noch etwas Zeit. Zunächst ist es wichtig, dass ich seelisch besser draufkomme und vor allem zunehme.

Am Anfang habe ich noch Sportverbot, um möglichst wenig Energie zu verbrauchen. Nachdem ich etwas zugenommen habe, darf Felipe mich zur Bewegungstherapie mitnehmen.

»Die haben wir bei Mark«, erklärt er. »Bei ihm ist es locker, nicht so streng wie du vielleicht Sport aus der Schule kennst.«

Oh ja. Den Schulsport habe ich gefürchtet wie ein Kaufhausdieb den Detektiv. Mark erwartet uns am Rand einer weitläufigen Rasenfläche, die ich bisher nur auf der Homepage der Klinik wahrgenommen habe. Natürlich sieht er sportlich aus, und ein bisschen wie ein großer Junge. Er begrüßt jeden von uns mit Handschlag und fragt uns Neue nach unseren Namen.

»Ihr müsst vor dem Sport hier keine Angst haben«, beginnt er dann. »Ich sehe schon die Panik in einigen Augen. Zum Beispiel bei dir, Jasper. Wie bei allen, die Sport nicht aus Freude an der Bewegung treiben, sondern nur um immer noch mehr abzunehmen?«

»Erwischt«, murmele ich.

»Du weißt selbst, wie sehr du dir damit geschadet hast. Wenn du so weitermachst, bleibst du schlimmstenfalls kleiner als andere Jungs in deinem Alter. Du kannst schneller krank werden, sogar an Herz und Lunge. Und statt deine Leistungen zu steigern, wie Magersüchtige das immer wollen, bleibst du weit hinter deinen Möglichkeiten zurück, und nicht nur im Sport. Das gilt natürlich für alle anderen auch.« Mark blickt in die Runde. »Befreit euch von diesem Druck. Hier geht es allein darum, Spaß daran zu entwickeln, wenn ihr euch bewegt. Leistungssport ist tabu. Ihr sollt euren Körper in Bewegung spüren und herausfinden, was euch Freude macht.«

Alle atmen hörbar auf. Rosanna stellt sich auf ihre Zehen und probiert ein paar Tanzschritte aus. Eva, ein langes Mädchen mit ganz geradem Rücken und einem Pferdeschwanz, der fast bis zu ihrem Po reicht, schüttelt vorsichtig ihre Füße und Handgelenke aus. Felipe und ein paar andere scharen sich bereits um eine große Kiste, die Mark neben sich aufgestellt hat. Ich entdecke darin Bälle, Stelzen, Frisbeescheiben und lange farbige Stoffstreifen.

»Schwungbänder!«, jubelt Rosanna und greift sich gleich ein Paar rote. Sie entfernt sich ein paar Schritte von uns, stellt sich auf und schließt ihre Augen. Dann beginnt sie zu tanzen und die Bänder im Rhythmus zu schwingen. Sie beschreibt Achten über ihrem Kopf, Kreise links und rechts von ihrem Körper und andere, komplizierte Figuren. Nach ein paar Minuten tanzt sie so versunken, als würde sie Musik hören. Ich schnappe mir ein Paar Stelzen und stakse ein wenig auf dem Weg neben dem Rasen herum. Nach einer Weile kommt Felipe auf mich zu. In der Hand hält er eine Frisbeescheibe.

»Wenn du willst, zeige ich dir ein paar Würfe«, sagt er. »Vorhand, Rückhand und noch ein paar Tricks.«

Frisbee könnte interessant sein. Dazu braucht man räumliches Denken, darin bin ich top. Trotzdem zögere ich.

»Du bist bestimmt schon richtig gut im Werfen«, antworte ich schließlich. »Ich darf dann hinter dir herhecheln und werde doch immer der Schwächere bleiben. Genau wie zu Hause.«

»Sag bloß, dein Bruder spielt auch Frisbee.« Felipe klopft gegen die Scheibe wie gegen ein Tamburin. »Dann habe ich nichts gesagt. Ich versteh schon.«

»Nein, Justus spielt Fußball und Basketball. Aber im Sport kann ich einfach nicht punkten. Wirf du nur, ich kann deine Scheibe ja holen, wenn sie im Gebüsch landet.«

»Wie du meinst«, sagt Felipe. Als er sich für seinen ersten Wurf aufstellt, sehe ich aber doch genau hin. Das linke Bein stellt er leicht nach vorn und hält die Scheibe auf eine ganz bestimmte Art, um seinen Wurf genau zu steuern. Nicht eine Fingerstellung überlässt er dem Zufall. Schnell begreife ich, dass bestimmte physikalische Gesetze es beeinflussen, wie die Frisbeescheibe fliegt. Nachdem ich sie ein paar Mal für Felipe aufgehoben oder gefangen habe, verstehe ich allein schon vom Zuschauen, wie es funktioniert.

»Genau so!«, jubelt er, als mein erster Wurf gelingt. Danach werde ich rasch immer besser. Felipe und ich werfen uns die Scheibe nun gegenseitig zu, wobei wir den Abstand zwischen uns immer mehr vergrößern. Nach ein paar Minuten merke ich, dass Mark uns vom Rand aus zusieht. Als sich unsere Blicke treffen, grinst er und hebt den Daumen.

»Super, Jasper!«, ruft er. »Wenn mich nicht alles täuscht, entdecke ich gerade ein neues Frisbee-Talent.«

»Mark hat recht«, sagt Felipe, nachdem wir aufgehört haben und die Scheibe zurück in die Kiste legen. »Du hast dich echt gut angestellt. Wann gehst du zum ersten Mal übers Wochenende nach Hause?«

»In drei Wochen, glaube ich.«

»Genial«, sagt er. »Wenn du bis dahin weiter übst und es dann ganz lässig deinem Bruder vorführst, wird er blass aussehen.«

Ein wenig bin ich noch außer Atem, während wir alle zusammen zurück ins Haus gehen. Felipe und ich sind viel gerannt. Aber es ist nicht diese Art von Außer-Atem-Sein, bei der die Lunge sticht und brennt und ich am liebsten weinen möchte, so wie es immer war, wenn ich heimlich geturnt habe. Dieses Mal fühlt es sich an, als ob ich von allein kräftiger geworden bin, und auch leichter, aber nicht durchs Hungern und Dünnsein. Ich bin leichter von innen, leichter im Kopf. Felipe klopft mir auf die Schulter und nickt mir zu. Dann holt uns Rosanna ein. Auch ihre Augen strahlen, und ihre Wangen leuchten rosa.

»Wisst ihr was«, sage ich zu den beiden, »heute freue ich mich fast aufs Abendessen. Weiß jemand, was es gibt?«

»Vor allem weiß ich, was mit euch beiden passiert ist«, antwortet Felipe. »Merkt ihr es auch? Ihr seid angekommen. Also packt ihr es auch. Coole Sache.«

»Wenn du das sagst, Profi.« Rosanna dreht sich schwungvoll im Kreis. Wir kommen am Küchenfenster vorbei. Es duftet lecker nach Pizza.

\*

Meine Rosanna,
es ist Nacht, und ich denke an dich. Ohne dich ist es still im Haus.
Ich mache mir Vorwürfe. Dass du so verletzt worden bist, hätte ich merken müssen. Mariella hat heute wieder Piratin gespielt und gesagt, dass du auch ein Tuch, eine Augenklappe und ein Schwert bekommen sollst, damit du stark wirst. Ich dachte immer, ich hätte euch beide zu selbstbewussten Mädchen erzogen. Und dann ...
Aber wir schaffen das, meine Große. Wir alle sind immer für dich da.
Deine Mama

# HEIMWEH UND ANDERE SCHWIERIGKEITEN

In dieser Nacht liege ich lange wach. Das Abendessen war lecker; jeder von uns durfte sich seine Pizza selbst belegen. Ich habe Salami, Oliven, Peperoni und viel Käse genommen. Dazu haben wir einen bunten Salat zubereitet und Apfelschorle getrunken. Beim Essen wurde viel gelacht, es war nicht mehr so krampfig wie am Anfang. Trotzdem bin ich traurig, seit ich in meinem Bett liege und das Licht aus ist. Felipe ist sofort mit seinem Kissen im Arm eingeschlafen, während ich noch gelesen habe. Jetzt stelle ich den Hulk auf meine Knie und kann nicht aufhören zu grübeln.

Ich muss an zu Hause denken. Außer auf Klassenfahrt war ich noch nie so lange von meinen Eltern und Justus weg. Tagsüber habe ich es kaum gemerkt, aber jetzt, wo alles still und dunkel ist, fehlen mir die Geräusche, die ich zu Hause immer höre. Der Fernseher, den Mama und Papa nach zehn Uhr abends immer leise drehen. Ihre Stimmen, die Gesprächsfetzen, die manchmal durch meine Zimmertür dringen. Justus, der immer noch mal aufs Klo geht, bevor er einschläft. Bruno, der meine Türklinke herunterdrücken kann und dann gerne auf mein Bett springt, um sich am Fußende einzurollen. Schläft er jetzt bei Justus? Denken sie alle überhaupt an mich?

Die ersten Tage hier hatte ich keinen Kontakt zur Familie. Ich soll erst mal zu Ruhe kommen, es war nicht immer einfach zu Hause. Linda jedoch telefoniert ab und zu mit meinen Eltern. Immerhin.

Mein Magen fühlt sich seltsam voll an. Dieses Gefühl kenne ich gar nicht mehr, ich weiß noch nicht, ob es mir gefällt. Das Magenknurren vorher hat mich nachts oft nicht schlafen lassen. Ich drehe mich auf die Seite und merke, dass ich doch müde werde. Und seltsam ruhig. Ich darf morgen wieder essen, gleich beim Frühstück. Ich muss nicht mit leerem Magen zur Schule, nur weil ich es mir selber so befohlen habe. Ich bin satt und kann auch morgen satt werden.

Als ich wach werde, hat sich der Spalt zwischen den Vorhängen an unserem Fenster bereits hellgrau gefärbt. Felipe liegt eng an die Wand gedrückt und zupft im Schlaf an der ausgefransten Ecke seines Kissens herum. Ein paar Minuten lang versuche ich, noch mal einzuschlafen. Als ich merke, dass daraus nichts wird, schäle ich mich lautlos aus meinem Bettzeug und ziehe meine Jogginghose über den Schlafanzug. Dann greife ich nach meinen Sneakers und meiner Jacke und schlüpfe durch die Tür, ohne Felipe damit zu wecken.

Im Treppenhaus ist noch alles still. Ich trete durch den Seiteneingang ins Freie und steuere den hinteren Teil des Geländes an. Schon von Weitem erkenne ich Rosanna auf unserer Bank und beeile mich, zu ihr zu kommen.

»Kannst du auch nicht mehr schlafen?«, fragt sie mich. Ich schüttle den Kopf.

»Komm mit«, sagt Rosanna. »Ich zeig dir was. Was der Fuchs kann, können wir auch.«

Sie führt mich zu dem Loch im Zaun, von dem sie mir am ersten Abend erzählt hat. Zusammen biegen wir das Drahtgeflecht noch etwas weiter auf und zwängen uns dicht hintereinander auf die andere Seite. Dort rappeln wir uns hoch und kriechen durch ein paar Büsche, bis wir an einen schmalen Sandweg gelangen.

Links von uns wachsen wilde Brombeeren, an denen der Morgentau hängt. Ich pflücke ein paar von den oberen Zweigen und lasse die Hälfte in Rosannas Hand rieseln.

»Aber nicht auskotzen«, warne ich sie.

Rosanna probiert. »Viel zu lecker«, stellt sie fest. Wir gehen weiter und finden auch noch jede Menge Haselnüsse. Ich zeige Rosanna, wie man die Schale knackt.

»Schmeckt gut«, sage ich, »macht aber auch genauso dick.« Rosanna schüttet sich trotzdem eine kleine Handvoll in den Mund. Danach balancieren wir auf einem umgekippten Baumstamm, Rosanna singt vor sich hin und

dreht sich auf den Zehen wie eine Ballerina. An einer kleinen Waldlichtung bleiben wir stehen und blinzeln in die
Sonne, die sich soeben korallenrot hinter den Bäumen
aufwärts schiebt.

»Warst du schon mal alleine hier?«, frage ich.

»Einmal ganz kurz«, antwortet sie. »Zu zweit macht es
mehr Spaß. Eigentlich dürfen wir das Gelände nicht verlassen.«

»Und warum mit mir? Du bist doch auf Jungs nicht
gut zu sprechen, und Mädchen gibt es hier genug.«

»Bilde dir nichts drauf ein«, erwidert sie. Dann bückt
sie sich, um mit der Hand zu testen, ob der Boden trocken ist, und als sie sich hinsetzt, mache ich es ihr nach.
Zuerst schweigen wir beide. Ich zupfe wieder ein paar
Grashalme aus, bis Rosanna sie mir wegnimmt und mich
ansieht, als wäre ich nicht ganz dicht. Dann fängt sie an
zu erzählen.

»Es gibt doch in jeder Klasse die angesagten Kids«, sagt
sie. »Die Selbstbewussten, gut aussehenden, sportlichen,
beliebten. Den harten Kern der Klasse, um den sich alles
dreht. Ihre Noten sind meistens mittel bis gut, und mehr
wollen sie auch nicht. Jeder will mit ihnen befreundet
sein, das ist viel wichtiger. Meistens sind sie sogar ganz
nett. Wenn nicht, wollen trotzdem alle mit ihnen befreundet sein, weil sie immer gute Ideen und lustige Sprü-
che draufhaben.«

»Kenne ich. So einer ist mein Bruder.«

»Dann hast du das ja auch noch zu Hause! Kannst einem echt leidtun«, sagt sie. »In meiner Klasse ist Volkan der King. Und sein bester Kumpel Mitja.«

»Lass mich raten. In einen davon warst du verknallt.«

»Volkan und ich waren Freunde.«

»Ist er nett?«

»Ich musste immer an ihn denken. Dieses Kratzige in der Stimme und sein Lachen fand ich toll. Wenn er Skateboard fuhr, wehten seine Haare so lässig nach hinten. Aber ich habe ihn nie alleine getroffen.«

»So schüchtern bist du?«

Rosanna hebt die Hände. »Bei den Mädchen war ich diejenige, nach der sich alle gerichtet haben, so wie die Jungs nach Volkan. Ich hatte eine Mädels-Tanzgruppe, mit der ich in den Mittagspausen für das Sommerfest geübt habe. Fast alle aus meiner Klasse haben mitgemacht. Da fühlte ich mich sicher. Aber einen Jungen um ein Date bitten, und wenn es nur zum Eisessen ist – nee.«

»Also hat sich eine von deinen Tänzerinnen Volkan geschnappt?«

»Schlimmer. Der Schulfotograf kam, um ein Klassenfoto zu machen. Ich wollte unbedingt neben Volkan stehen. Aber der war ausgerechnet an dem Tag megaübel drauf. Eine vergeigte Klassenarbeit oder so was, und schon hatte er schlechte Laune. *Beweg deine fetten Schenkel woanders hin, du Wackelpudding*, sagte er. Von da an war ich für alle Jungs die Dicke.«

»Erzähl mir nicht, dass du dir das hast gefallen lassen.«

»Ich hab ihm gesagt, er soll sich nicht so wichtig nehmen. Aber von da an fand ich mich nur noch hässlich.«

»Zeig mal.« Ich drehe Rosannas Oberkörper so, dass ich ihr Gesicht und ihre Figur mustern kann. »Nö. Du siehst ganz normal aus. Wie Mädchen eben aussehen.«

»Tolles Kompliment«, bemerkt sie düster.

»Über Mädchen habe ich noch nie viel nachgedacht«, gebe ich zu. »In der Schule mache ich ganz gerne Gruppenarbeit mit denen, weil man da oft mehr schafft als mit Jungs.«

»Streber.«

»Es hat gereicht, um eine Klasse zu überspringen. Aber erzähl weiter. Der Typ hat dir einen Spruch gedrückt, und deshalb gehst du kotzen?«

»Vorher habe ich nie groß über meine Figur nachgedacht. Ich esse einfach gerne. Bei uns kocht meistens mein Vater, und der hat es richtig drauf. Wie ein Sternekoch.«

»Toll. Wann lädst du mich ein?«

»Zuerst habe ich gehungert«, antwortet Rosanna, ohne auf meine halb ernst gemeinte Frage einzugehen. »So wie du. Und mir alle möglichen Tricks einfallen lassen, um abzunehmen. Aber das haben meine Eltern schnell gemerkt.«

»Also hast du heimlich rückwärts gegessen, um dünner zu werden.«

»Ich bin nicht stolz drauf. Auch nicht auf meinen Zusammenbruch bei unserer Generalprobe. Eigentlich weiß ich genau, wie man beim Tanzen Drehungen macht, ohne dass einem schwindlig wird. Man muss sich einen festen Punkt suchen, auf den man blickt. An dem Tag hat es nicht geklappt. Mir wurde schwarz vor Augen. Als ich wieder zu mir kam, lag ich schon auf der Trage. Um mich herum standen Feuerwehrleute und meine Klasse.«

»Und Volkan?«

»Ich habe ihn nicht angesehen. Als ich im Krankenhaus ankam, standen meine Eltern schon da. Beide haben geweint und mich gefragt, was sie falsch gemacht haben. Aber weder Mama noch Papa sind das Problem, unser Verhältnis ist top. Na ja, meistens jedenfalls. Manchmal fetzen wir uns schon. Als es mir etwas besser ging, habe ich ihnen von Volkan erzählt.«

»Lass mich raten: Jetzt wollen sie in der Schule auflaufen und ihn zusammenfalten.«

»Und zwar so klein wie ein Daumenkino! Ich bin froh, nicht dabei sein zu müssen. Mit Jungs bin ich jedenfalls fertig. Als ich gehört habe, dass hier auch welche sind, wollte ich nicht herkommen.«

»Aber jetzt sitzt du hier neben einem bei Sonnenaufgang im Wald und vertraust dich ihm an«, erinnere ich sie.

»Du bist anders«, sagt Rosanna. »Glaube ich jedenfalls. An dir ist nichts Schlimmes. Man braucht sich nicht zu

verstellen, wenn du da bist. Eigentlich reicht das schon.«
Sie ächzt, befreit sich mühsam aus ihrem Schneidersitz
und humpelt ein paar Schritte. »Mein Fuß ist eingeschlafen«, jammert sie. »Stützt du mich?«

Sie hakt sich bei mir unter, und für einen kurzen Moment ist ihr Gesicht so nah neben meinem, dass sich fast
unsere Wangen berühren. Nach ein paar Metern will
Rosanna wieder allein laufen. Auf dem Rückweg naschen
wir noch ein paar Brombeeren und Haselnüsse.

»Jetzt aber los«, sagt Rosanna und beginnt zu laufen.
»Sonst futtern die anderen uns beim Frühstück alles weg.
Wir können ja wieder mal herkommen, wenn du willst.«

Will ich? Ich glaube, nichts lieber als das.

*

Liebe Rosanna,
ich finde dich überhaupt nicht fett. Du bist genau richtig.
Du kannst nichts dafür, dass ich so schlecht drauf war.
Mitja hat mich genervt und du weißt ja, meine 5 in
Englisch vorher. Ich will später Flugbegleiter werden, da
muss ich Fremdsprachen können! Und gut mit Leuten
umgehen, korrekt und freundlich sein. Bei dir hab ich es
heute versaut. Sorry, Rosanna. Können wir wieder Freunde
sein?
Viele Grüße von Volkan

# DIE FRAGE NACH DEM ZIEL

Als wir im Speisesaal ankommen, funkelt mich Felipe düster an und zieht mich ein Stück von den anderen weg.

»Ich hab Küchendienst für zwei gemacht, Pancake«, zischt er. »Du hättest mir wenigstens einen Zettel hinlegen können, wenn du heimlich abhaust.«

»Du hast Rosanna und mich aber nicht bei Linda verpfiffen?«, frage ich ihn ebenso leise.

»Mit der warst du weg? Oh Mann.« Felipe schüttelt den Kopf. »Du kannst beruhigt sein. Ich hab einfach gesagt, dass du gleich kommst.«

Ich bedanke mich und versuche, wenigstens noch kurz beim Tischdecken mitzuhelfen. Linda trällert irgendeinen Schlager, während sie die Getreidemühle bearbeitet. Rosanna stimmt mit ein und tanzt mit einem Stapel Teller in der Hand um den Tisch. Gut so, dann stellt Linda keine Fragen.

Erst als wir beim Frühstück sitzen, fällt mir auf, dass die Kicherzwillinge nicht mehr da sind. Stattdessen sitzt ein neues Mädchen gegenüber von Rosanna. Sie erinnert mich an eine Mangazeichnung, schmaler als alle anderen, mit fast durchsichtiger Haut und riesigen, traurig blickenden grünen Augen. Die Haut an ihren Händen sieht aus wie bläulicher Marmor. Ihr Mund ist nicht mehr als ein schmaler Strich.

»Heute können wir Tilia bei uns begrüßen«, stellt Linda sie uns vor. »Ich bin sehr froh, dass auch sie es bis hierher geschafft hat und gesund werden möchte. Wenn du Fragen hast oder etwas brauchst, Tilia, kannst du jederzeit zu mir kommen. Oder du wendest dich an jemanden aus der Gruppe.«

Beim Essen fällt mir auf, dass Tilia regungslos vor ihrem Teller sitzen bleibt. Statt zu essen, beobachtet sie Rosanna. Die hat bereits eine Brötchenhälfte mit Butter und Marmelade bestrichen, doch jetzt beißt sie nicht ab. Verfolgt von Tilias Blick, schneidet sie sie in Würfel, nimmt einen davon zwischen zwei Finger und nagt daran herum. Tilia verfolgt jede Bewegung von ihr. Tilias Augen erinnern mich jetzt an die von Bruno, wenn er aus dem dunklen Flur ins helle Zimmer tritt. Katzenpupillen, schmal und lauernd. Ohne Rosanna aus den Augen zu lassen, langt sie nach einer Gurkenscheibe, nimmt ihr Messer auf und zerhackt die Scheibe mit winzigen, schnellen Bewegungen in millimeterkleine Stücke. Eines davon nimmt sie mit ihren Lippen direkt vom Messer auf.

»Tilia«, sagt Linda. »Du weißt, worum es hier geht, und bist schon so weit gekommen. Ich weiß, dass du großen Hunger hast.«

Tilias Rücken wird starr und gerade. »In Weizenmehl-brötchen sind Ascorbinsäure, der Konservierungsstoff Natriumcitrat, Zitronensäure, Phosphate, E471 und jede Menge Zucker enthalten. So was sollen wir hier essen? Was ist daran gesund?«

»Bei uns ist alles Bio, also fällt das meiste von dem, was du genannt hast, schon weg. Außerdem besteht ein Bröt-chen auch aus vielen gesunden Nährstoffen. Aber du kannst auch Müsli haben, es steht alles bereit.«

Tilia verdreht die Augen, greift jedoch nach einem Mehrkornbrötchen. Sie zupft ein Körnchen nach dem anderen von der Oberseite und kaut sie einzeln. Sie er-innert mich an mich selbst, bevor ich hierher ins »Haus Schmetterling« gekommen bin. Während ich Tilia zu-sehe, spüre ich die alte Angst in mir hochkriechen, dick zu werden. Auch Rosanna hat sich keinen Brötchen-würfel mehr genommen. Jetzt schiebt sie ihren Teller sogar von sich weg und verschränkt die Arme vor der Brust.

»Du musst keine Angst haben, Tilia«, sagt Felipe und steht von seinem Stuhl auf. »Sieh mich an, ich war ge-nauso dünn wie du. Jetzt werde ich bald entlassen. Willst du nicht auch wieder nach Hause?«

»Felipe hat recht, Tilia«, pflichtet Linda ihm bei. »Außerdem haben wir eine Abmachung. Trink bitte we-nigstens einen Becher von der flüssigen Nahrung, sie schmeckt wie Schokomilch!«

Tilia stößt einen verächtlichen Laut aus und nippt an der Schokomilch. Diese Mahlzeit bleibt ein Krampf für uns alle. Wenn Linda nicht mit am Tisch sitzen würde, hätten wir jetzt einen Wettbewerb, wer am wenigsten isst. Nur mit Mühe schaffen wir die Portionen, die sie uns zugeteilt hat.

Später ist Tilia auch in der Gruppentherapie dabei. Frau Suriyani bittet uns zu erzählen, wie zu Hause ein typischer Tag mit unserer Essstörung ausgesehen hat. Alle erzählen fast das Gleiche. Jeder von uns war ziemlich einsam, weil wir es wegen der Essstörung vermieden haben, mit der Familie zusammen zu essen. Auch in der Schulkantine haben wir uns kaum blicken lassen. Die Erinnerung, diesen Krater im Bauch zu spüren, während alle anderen es sich schmecken ließen, bringt manche sogar zum Heulen. Auch ich fühle mich, als hätte mir jemand einen Kieselstein in den Hals gesteckt, den ich nicht schlucken kann. Als Frau Suriyani eine Pause ankündigt, würde ich am liebsten abhauen. Zum Glück ahnt sie, was wir jetzt brauchen.

»Ihr dürft jetzt frei durch den Raum gehen und das alles abschütteln«, verkündet sie. »Das, was ihr durchgemacht habt, den Hunger und die Einsamkeit, könnt ihr hinter euch lassen. Bewegt euch einfach, wie ihr wollt. Stoßt die negativen Gefühle weg, streift sie ab! Schreit sie heraus!«

Sie reißt das Fenster weit auf, und wir wandern durch den Therapieraum. Ich komme mir komisch dabei vor, und auch die anderen fangen an, herumzualbern. Rosanna flattert wie ein Huhn und gackert, Felipe spielt Gorilla. Tilia tippelt mit winzigen Schritten an der Wand entlang, sieht aber ziemlich genervt aus. Ich schüttle meine Hände und Füße aus und rudere mit den Armen. Nach ein paar Minuten setzen wir uns wieder hin.

»Jetzt wollen wir uns daran erinnern, wer ihr sonst noch seid«, sagt Frau Suriyani. »Es ist schlimm, wenn alle euch nur noch als die Essgestörten wahrnehmen und über kaum etwas anderes mit euch reden. Also, was macht euch wirklich aus? Wofür brennt ihr, was macht ihr gerne? Was wollt ihr erreichen, wenn ihr die Erkrankung hinter euch gelassen habt?«

»Theater spielen«, antwortet Felipe sofort. »Ich wollte schon in der AG meiner Schule mitmachen. Aber bisher habe ich mich nicht getraut, den Lehrer zu fragen, der sie leitet.«

»Dann drücken wir dir alle Daumen. Bleib dran!«, sagt unsere Therapeutin. »Und die anderen?«

»Früher habe ich gerne am PC programmiert«, erzähle ich zögernd. »Vor allem Musik. Ich probiere neue Sounds aus und komponiere ein bisschen.«

Rosanna erzählt vom Tanzen. Ganz kurz flackert Begeisterung in ihren Augen auf, als sie von ihrer Mädchengruppe und den Proben fürs Sommerfest erzählt. Ein paar

Mädchen sehen sie so neugierig an, als würden sie am liebsten gleich eine neue Tanzgruppe mit ihr gründen. Sogar Tilia hört ihr zu.

»Seht ihr, was ihr alles für die Essstörung hinten angestellt habt?«, fragt Frau Suriyani, als Rosanna fertig ist. »So lange habt ihr euch auf das Abnehmen konzentriert, dass ihr fast darin verschwunden seid. Hier arbeiten wir daran, dass ihr wieder auftaucht. Dass ihr wieder zu den starken, fröhlichen jungen Menschen werdet, die ihr wart – und noch weiter wachsen könnt. Es wäre doch gelacht, wenn ihr das nicht schafft!«

Danach dürfen wir zur Ruhe kommen, und Frau Suriyani macht eine Fantasiereise mit uns. Ich stelle mir vor, eine Möwe zu sein, die mit ausgebreiteten Schwingen hoch über dem Meer segelt. Dazu fällt mir eine Melodie ein, die ich am liebsten sofort aufnehmen würde. Aber dazu brauche ich meinen Laptop und den Sampler mit Mikrofon und Lautsprechern. Das alles darf ich erst mitbringen, wenn ich deutlich zugenommen habe. Aber das ist es wert.

Auch mit unseren Familien müssen wir zur Therapie. Am Anfang war mir immer etwas mulmig, wenn meine Eltern und Justus extra dafür angereist kamen. Ich wollte nicht der Problemfall in meiner Familie sein. Doch Frau Suriyani konnte mich beruhigen.

»Jede Familie ist ein System«, hat sie mir in einer Einzelstunde erklärt. »Wenn einer darin krank wird, bedeutet das, es geht allen nicht so gut. Du musst dir das vorstellen wie …«

»… einen PC, der abstürzt, wenn ein wichtiger Chip ausfällt?«, vervollständige ich ihren Satz. Frau Suriyani nickt.

»Du hast es sehr treffend mit deinem Hobby verglichen«, bestätigt sie. »Deshalb geht deine Heilung alle an. Du hast deinen Eltern und deinem Bruder voraus, dass du dich hier schon auskennst.«

Wie recht sie hat, merke ich gleich beim ersten Mal, als sie herkommen. Mama, Papa und Justus wirken unsicher und verlegen, als ich sie zum Therapiezimmer führe. Auf dem Weg grüßen mich die anderen aus meiner Gruppe, ebenso ein paar Kleinere und Jugendliche, die ich inzwischen vom Sehen kenne.

»Du bist ja hier voll anerkannt«, flüstert mein Bruder mir zu.

»Wundert dich das?«, erwidere ich und klopfe an Frau Suriyanis Tür.

Es tut gut, hier reden zu dürfen. Darüber, dass ich oft das Gefühl habe, meine Eltern fänden nur Justus toll.

»Dich loben wir doch genauso oft«, sagt Mama. »Jedes Mal, wenn dir etwas gelingt, erkennen wir es an.«

»Aber mich lobt ihr wie ein Kind, das ohne Fehler sein Weihnachtsgedicht aufgesagt hat. Wenn Justus was Tolles schafft, wollt ihr gleich seine Zukunft darauf aufbauen.«

»Ich glaube, ich weiß, was du meinst«, sagt Mama nachdenklich, während mein Vater an seinem Hemdkragen zupft.

»Und deshalb hat Jasper sich unsichtbar gemacht«, erklärt Frau Suriyani. »Gramm für Gramm hat er sich heruntergehungert. Auf diese Art wollte er verschwinden, weil er sich nicht genug beachtet gefühlt hat.«

»Er hat doch alle Freiheiten, die sich ein Junge wünschen kann«, sagt Papa mit einer Mischung aus Traurigkeit und Ärger in der Stimme.

»Ich hab nichts gegen meinen Bruder«, beteuert Justus.

Die Therapeutin macht sich eine Notiz. »Wir können es bald mit einem ein Wochenende daheim versuchen«, meint sie. »Jasper hat sich schon etwas stabilisiert. Machen wir also einen Termin aus!«

*

Liebe Ylvie,

hier in der Essklinik ist es so mittel. Eine Freundin habe ich noch nicht gefunden. In meiner Gruppe ist ein komischer Junge, der Magersucht hat.

Wusstest du, dass es das auch bei Jungs gibt? Er heißt Jasper, fast wie Suppenkasper. Kennst du die Geschichte aus dem Kinderbuch? Der Suppenkasper hat so lange nichts gegessen, bis er tot umgefallen ist. Ich will nicht, dass so was mit Jasper passiert. Aber denk jetzt bloß nicht gleich sonst was!

Viele Grüße, deine Rosanna

# STÄRKER ALS DU AHNST

»Heute geht ihr selbst zum Einkaufen in den Super-
markt«, verkündet Linda an einem sonnigen Nachmittag
im Oktober. Inzwischen bin ich schon drei Wochen im
»Haus Schmetterling«. Mit einem schnellen Rundblick
zählt sie unsere Gruppe durch. »Wo ist Rosanna?«

Wir haben uns in der Lehrküche versammelt, damit sie
uns Anweisungen geben kann. »Auch Tilia fehlt. Hat jemand die beiden gesehen?«

»Ich weiß, wo sie sein könnten«, antworte ich. »Soll ich
sie suchen?«

»Bitte.« Linda räumt bereits Schneidbretter, Töpfe und
Pfannen aus den Küchenschränken. Felipe will mich be-
gleiten, doch sie schüttelt den Kopf.

»Wenn du auch noch gehst, stehe ich bald allein hier«,
erwidert sie.

Draußen steuere ich im Laufschritt unsere Bank beim
Loch im Zaun an. Ich will nicht, dass Rosanna mit Tilia
dort ist und ihr unseren geheimen Ort verrät. Aber die
beiden sind nicht bei unserer Bank. Ich atme auf und beschließe, einmal um das ganze Gelände zu joggen. Wenn
sie überhaupt draußen sind, kann ich sie nicht verfehlen.

Es dauert nicht lange, bis ich sie gefunden habe. Rosanna und Tilia haben ein Gummiband um zwei Bäume geknotet und spielen Gummitwist. Gerade ist Rosanna dran und macht komische Verrenkungen, die aussehen wie ein komischer Mix aus Gummitwist und Ballett.

»Dein Schatten kommt«, sagt Tilia, als ich mich nähere.

Blöder Spruch. Trotzdem wird mein Herz zum Floh, weil Rosanna mich anlächelt, als ob sie sich wirklich freut, mich zu sehen.

»Linda hat mich geschickt«, berichte ich und erzähle, was wir vorhaben. Schon setzt sich Rosanna in Bewegung, doch Tilia hält sie fest. Statt mitzukommen, schiebt sie das Gummiband höher und steigt wieder ein.

»Wer hat gesagt, dass ich kochen will? Geschweige denn, essen?«, fragt sie. Im selben Moment geht ein Junge an uns vorbei. Er scheint kaum älter zu sein als wir und muss zur Abnehmgruppe gehören. Die gibt es hier auch, für Kinder und Jugendliche, die wegen Essanfällen an Übergewicht leiden. Der Bauch des Jungen hängt ihm über die Hose, sodass sein kariertes Hemd hochgerutscht ist und eine blasse Speckrolle freilegt. Seine Unterschenkel sind leicht auswärts gedreht, als könnten sie sein Gewicht so besser tragen. Seine Brust sieht fast aus wie die einer Frau, und selbst seine Lippen sind füllig. Die bewegt er ohne innezuhalten, selbst als er in unserer Nähe ist. Ich stutze und lausche verblüfft. Der Junge singt, das Lied kenne ich nicht, aber die Stimme klingt, als hätte er mindestens bei *The Voice Kids* gewonnen.

»Willst du so ein Walross werden wie der?«, fragt Tilia, als er noch nicht mal außer Hörweite ist.

»Habt ihr die Stimme gehört?«, fragen Rosanna und ich gleichzeitig. »Er kann so krass singen!«

»Fett ist er trotzdem.« Tilia löst Rosanna mit dem Gummiband ab und wickelt es um ihre linke Wade. »Und deshalb bleibe ich hier. Lasst euch doch von Linda vollstopfen, bis ihr platzt.«

»Wie du willst«, sage ich und gehe weiter. Rosanna zögert kurz, dann eilt sie mir nach. Kurz nachdem wir in der Küche ankommen, schlüpft auch Tilia durch die Tür, bleibt aber ganz hinten an der Wand stehen.

»In unserer Lehrküche beschäftigen wir uns mit gesunden Lebensmitteln – und natürlich damit, was euch schmeckt«, verkündet Linda. »Heute dürft ihr euch alles aussuchen, worauf ihr Appetit habt. Erinnert euch daran, was ihr früher gerne gegessen habt. Ich bin gespannt, was ihr mitbringt. Daraus kochen wir dann etwas, das hoffentlich alle mögen. Viel Spaß!«

Im Laden zieht mich Felipe gleich zur Tiefkühltruhe.

»So viele Pizzasorten? Die kann ich kaum zählen«, staune ich. »Und Eis, Kuchen, Pommes … Ich glaube, davon will ich nichts.«

»Wir sollen kaufen, worauf wir Appetit haben«, erinnert mich Felipe. »Schon vergessen?«

»Das ist doch alles Chemiegift«, mischt sich Tilia ein, die mit Rosanna hinter uns getreten ist. »Lasst uns lieber Gemüse kaufen und eine Asia-Pfanne zubereiten. Sonst kracht morgen gleich die Waage zusammen, wenn wir uns draufstellen.«

»Raffst du es immer noch nicht?!« Felipe sieht aus, als ob er Tilia am liebsten wegschubsen würde, aber er beherrscht sich. »Du sollst zunehmen! Deinen Platz im »Haus Schmetterling« hätten gerne zig andere Mädels. Wenn Linda mitbekommt, dass du …«

»Lass gut sein, Felipe«, sage ich. Tilia greift nach Rosannas Arm und zieht sie hinter sich her zum Gemüsestand. Die anderen von unserem Tisch packen gerade Knabberzeug und Süßigkeiten in ihren Einkaufswagen. Als Rosanna und Tilia an ihnen vorbeigehen, legen sie alles schnell wieder weg und folgen ihnen.

Am Gemüsestand mosert Tilia weiter herum.

»Keine Möhren«, bestimmt sie. »Die brauchen immer Fett, sonst rücken sie ihre Vitamine nicht raus. Dann schon lieber Sprossen und Pilze.«

»Sonst nichts? Schmeckt das denn?«, überlegt Rosanna laut. »Mein Vater nimmt für seine Chinapfanne immer Möhren, und auch Zuckerschoten. Außerdem, was soll ein Mittagessen ohne Vitamine? Wir müssen ja nicht alles in Öl ersäufen.«

»Für eine Portion Pommes würde ich jetzt bis zum Nordpol und zurück wandern«, seufze ich.

»Macht doch! Macht das doch alles und werdet wieder zu den Flusspferden, die ihr wart!« Tilia schmeißt die Schale Sojasprossen, die sie in der Hand hält, zurück in die Auslage. »Ich bleibe lieber ein Flamingo.« Damit stürmt sie aus dem Laden. Rosanna will ihr folgen, doch ich halte sie fest.

»Lass sie«, sage ich leise zu ihr. »Tilia zieht dich runter. Du bist kein Flusspferd.«

Rosanna jedoch schüttelt meinen Arm ab. »Vielleicht will ich ihr helfen? Außerdem brauche ich eine Freundin.«

Felipe legt sich die Hand vors Gesicht. »Diese Zitterspinne als Freundin?«, sagt er. »Da hast du dir was vorgenommen.«

Zurück in der Küche, wartet Linda bereits auf uns. Als wir unsere Einkäufe auf die Anrichte packen, sehe ich gleich, dass es viel zu wenig ist, um für acht Leute ein Essen zu kochen.

»Genau so habe ich mir das vorgestellt«, sagt Linda. »Warum seid ihr nicht gleich in die Getränkeabteilung gegangen und habt euch mit nichts als Mineralwasser eingedeckt? Dazu ein paar Vitaminpillen, und schon glaubt ihr, die alte Linda ausgetrickst zu haben.«

Rosanna kichert verlegen. Tilia verdreht die Augen.

»Setzt euch an den Tisch«, fordert Linda uns auf. »Ich weiß, was in euch vorgeht und wie viel Angst ihr habt, wieder zuzunehmen. Trotzdem. Ihr wisst genau, dass ihr nicht weiterkommt, wenn ihr euch nur von Lebensmitteln ernährt, die kaum Nährstoffe enthalten.« Dann erzählt sie von Eiweiß, Kohlehydraten und Fetten und wozu sie wichtig sind. An einer Ernährungspyramide erklärt sie uns die Funktion der Vitamine, Mineralstoffe und Spurenelemente, und worin sie enthalten sind. »Das alles ist wichtig für euer Wachstum und die weitere Entwicklung eurer Knochen, Muskeln, Organe und des Gehirns«, sagt sie. »Man wird von Essen nicht nur dick. Euer Körper braucht Nahrung, so wie euer Smartphone Strom braucht und ein Auto Benzin.«

»Bla, bla, bla«, höre ich Tilia flüstern. »Das hatten wir alles schon dreimal in der Schule. Eine Woche nach Lindas Essensplan, und ich kann mich nicht mehr bewegen. Ich schalte auf Durchzug. Mich kriegt sie nicht.«

»Also, fangen wir an zu kochen«, sagt Linda, ohne sich anmerken zu lassen, ob sie Tilias Bemerkung gehört hat oder nicht.

»Nun schaut mich nicht so an«, lacht sie. »Wir werden uns schon etwas Leckeres zaubern! Es ist ja nicht so, dass unsere Vorräte leer wären.« Sie öffnet die Kühlschranktür und macht eine einladende Handbewegung. Neugierig holen wir Paprikaschoten, Zucchini und sogar Möhren und Zuckerschoten heraus. Linda legt ein Stück Hühnchenbrust dazu. Dann verteilt sie die Aufgaben. Rosanna und ich dürfen die Möhren putzen und schneiden. Linda zeigt uns, wie dünn die Scheiben sein müssen, damit sie im Wok schnell gar werden.

»Ich weiß«, bestätigt Rosanna. »Mit meinem Vater habe ich schon ganz oft gekocht. Man muss die Zutaten auch in der richtigen Reihenfolge in den Wok geben, damit alles gleichzeitig fertig wird. Zwiebeln, Paprika und Möhren müssen zuerst rein, Zucchini zuletzt. Die brauchen nicht lange, sonst zermatschen sie.«

»Wow«, sagt Linda. »da habe ich ja die richtige Assistentin gefunden! Hast du Spaß am Kochen, Rosanna?«

Rosanna nickt, und ich merke, dass ihre Begeisterung mich ansteckt. Vielleicht kann ich zu Hause auch mal so was kochen. Das kann Justus nicht.

»Was ist mit dem Fleisch?«, fragt Eva, die selten etwas sagt. »Muss das nicht noch vor dem Gemüse rein?«

»Fleisch esse ich nicht«, sagt Tilia.

»Wir braten es extra«, antwortet Linda ungerührt. »Wer keines möchte, lässt es weg, und wer es mag, tut sich davon auf seinen Teller, so viel er will. Niemand wird gezwungen.« Eva und Felipe schneiden das Fleisch in dünne Streifen. Tilia steht noch immer mit verschränkten Armen etwas abseits, doch Linda reicht ihr einen großen Topf und bittet sie, Wasser für den Reis aufzusetzen.

»Den kochst du«, bestimmt sie. »Achte bitte darauf, dass er nicht zu weich wird. Fünfzehn Minuten genügen.«

Beim Kochen ist es ungewohnt still. Kaum jemand redet. Man hört nur das ratschende Geräusch beim Zerteilen von Fleisch und Gemüse, das Rauschen aus dem Wasserhahn und das Blubbern im Topf, während der Reis kocht. Ab und zu sagt Linda etwas wie »Jetzt schneller rühren, sonst brennt es an«, oder »Ganz langsam Wasser angießen«. Für den Nachtisch rühren wir einen Sahnequark mit gezuckerten Früchten an.

Auch als das Essen fertig ist und wir alle am Tisch sitzen, löst sich die angespannte Stimmung nur in Zeitlupe auf. Jeder nimmt sich zuerst nur wenig von unserer Asiapfanne und auch vom Reis. Ich erwische mich dabei, dass ich meinen Teller mit den anderen vergleiche. Der mit der größten Portion will ich nicht sein. Auch Rosanna hat sich nur wenig genommen. Ich weiß, dass es falsch ist. Warum kann ich trotzdem nicht anders?

»Ich bin schon vom Kochen satt«, sagt Tilia, »und vom Hinsehen.«

»Oft kommt der Appetit erst beim Essen«, ermuntert uns Linda. »Lasst es euch schmecken. Und denkt dran: Ihr müsst eine Portion schaffen, die groß genug für euch ist. Ich achte darauf, dass ihr sie schafft.«

Wir probieren. Ich kaue und schlucke, nehme noch eine Gabel voll.

»Wir hätten mehr würzen sollen«, meint Rosanna. »Da fehlt Salz. Oder Curry.«

»Sahne fehlt«, erwidert Felipe. »Oder Kokosmilch. Das hier schmeckt nur nach Wasser.«

Tilia schiebt ihren Teller fort, ohne zu probieren.

»Ihr könnt Sahne und Kokosmilch haben«, sagt Linda und stellt zwei kleine Kännchen auf den Tisch. »Rührt etwas davon in euer Essen und probiert. Darum geht es ja. Es soll euch schmecken. Beim nächsten Mal fügt ihr sie lieber gleich beim Kochen hinzu.«

Rosannas und meine Hand stoßen zusammen, als wir nach der Sahne greifen.

»Du zuerst«, sagen wir gleichzeitig und lachen.

»Teilen wir uns?«, fragt sie, greift nach einem Teelöffel und taucht ihn in die Sahne. Die Hälfte davon träufelt sie auf meinen Teller. Ich rühre um und probiere.

»Könnte mehr sein«, stelle ich fest und nehme mir nach.

»Ihr seid solche Schwächlinge«, sagt Tilia. Rosanna will etwas erwidern und legt ihre Gabel hin. Im nächsten Augenblick jedoch nimmt sie sie wieder auf, greift sie fester und schlingt ihren Teller leer, dann nimmt sie sich eine zweite Portion. Nachdem sie auch diese aufgegessen hat, springt sie auf, stößt ihren Stuhl nach hinten und verschwindet in Richtung Waschraum.

»Soll ich ihr nachgehen?«, frage ich.

»Aufs Mädchenklo?«, spottet Tilia.

Linda schüttelt den Kopf. »Lass sie. Rosanna hat einen kleinen Rückfall. Frau Suriyani, Frau Doktor Henning und ich kümmern uns um sie, und natürlich auch um dich, Tilia. Mach dir keine Sorgen, Jasper. Die beiden schaffen das. Und du übrigens auch.«

Hallo Mama,

du brauchst mir nicht jeden Tag so viele

Nachrichten schicken. Ich komme klar. Und glaub

nicht alles, was Linda erzählt. Sie hat mich auf dem

Kieker.

Hab dich lieb.

Deine Tilia

# WIE SEHEN SIEGER AUS?

Nie würde ich es Tilia gegenüber zugeben, aber ihr An-
griff auf uns alle lässt auch mir keine Ruhe. Gerade hatte
ich angefangen, mich wieder ans Essen zu gewöhnen und
mich auf die Mahlzeiten zu freuen. Aber als ich am Morgen darauf in den Spiegel schaue, sehe ich wieder einen
Elefanten statt eines dreizehnjährigen, viel zu mageren
Jungen.

»Kapierst du das?«, frage ich Felipe auf dem Weg zum
Untersuchungsraum. »Ich weiß genau, dass ich zunehmen muss, und will es ja auch. Trotzdem habe ich Schiss
davor. Am liebsten würde ich gar nicht zum Frühstück
runtergehen.«

»Kenne ich«, antwortet Felipe. »Magersucht ist eine
Sucht wie jede andere auch. Du musst es dir vorstellen
wie bei einem Säufer. Der will auch aufhören, Schnaps zu
trinken, weil er weiß, dass er irgendwann daran krepiert.
Aber so leicht ist das nicht. Wir sind an das Hungern ge-
wöhnt wie ans Zähneputzen. Ohne fehlt was. Wenn dann
auch noch jemand wie Tilia aufkreuzt und tönt, wie toll
doch das Hungern sei, und dass jeder, der versucht normal zu essen, ein Versager ist, triggert das. Vor allem,

wenn sie auch noch damit angibt, dass sie es nicht nötig hat, zu essen. Ein falsches Wort von Tilia, und du denkst, *du* bist der, der übertrieben frisst, statt dünn zu bleiben.«

Wir sind beim Untersuchungsraum angekommen. Heute sollen wir uns wiegen, wie jeden zweiten Tag. Felipe und ich warten im Flur, bis die Ärztin, Frau Dr. Henning, uns aufruft. Als ich an der Reihe bin, untersucht sie mich, fragt, wie es mir geht und wie es mit dem Essen klappt.

»Wird langsam besser«, antworte ich, traue mich aber nicht, sie dabei richtig anzusehen.

»Dann stell dich bitte auf die Waage«, sagt sie und deutet mit einer Handbewegung darauf. Insgeheim wünsche ich mir jetzt doch, dass die Waage mehr anzeigen wird als nach meiner Ankunft. Mein Herz wummert. Ich kneife die Augen zu und öffne sie wieder.

»Es könnte mehr sein, Jasper.« Frau Dr. Henning hebt die Augenbrauen und schiebt ihre Brille auf die Nasenspitze.

»Ich habe mich viel bewegt«, versuche ich mich herauszureden. »Hier bin ich öfter draußen als zu Hause. Ich habe mit Frisbee angefangen.«

»Das ist schön«, antwortet die Ärztin. »Und dass du dabei natürlich mehr Kalorien verbrauchst als zu Hause vor dem PC, ist auch klar. Trotzdem sollst du zunehmen. Sonst müssen wir dir Sportverbot erteilen.«

»Vor ein paar Wochen hätten Sie mich damit glücklich gemacht«, erwidere ich.

»Es freut mich, dass sich das geändert hat. Der Junge, der draußen neben dir saß ... seid ihr befreundet?«

»Sie meinen Felipe. Wir sind im selben Zimmer«, antworte ich. »Ich weiß schon, was Sie sagen wollen. Er wird bald entlassen. Ich soll so werden wie er.«

»Keinesfalls sollst du werden wie er.« Die Ärztin lehnt sich zurück, nimmt ihre Lesebrille ab und lächelt mich an. »Du darfst wieder *du* werden. Wir wollen hier keinen zweiten Felipe, den gibt es nämlich nur einmal. Wir wollen Jasper kennenlernen. Den echten. Den, der isst, was ihm schmeckt, und der tut, was ihm liegt und womit er sich wohlfühlt.« Dann zieht sie die Schublade ihres Schreibtisches auf, nimmt eine kleine Tüte Erdnüsse heraus und gibt sie mir. »Als kleinen Neubeginn«, sagt sie. »Also, mach weiter so. Aber nächstes Mal bitte mindestens ein Pfund mehr auf den Rippen.«

Ich verspreche es, dann verabschiede ich mich von ihr. Draußen treffe ich Rosanna und beschließe, auf sie zu warten. Felipe war vor mir dran und ist schon weg, er will in unserem Zimmer für die Schule lernen. Rosanna und ich sollen auch hin, sobald das Team meint, dass wir stabil genug sind.

»Hast du zugenommen?«, frage ich sofort, als Rosanna wieder rauskommt.

»Zu wenig«, antwortet sie. »Aber Linda hat meinen

Ernährungsplan umgestellt. Ich bekomme jetzt kleinere Portionen, dafür aber mehrere. Dann fühle ich mich nicht so voll.« Ich reiße meine Erdnusstüte auf und halte sie ihr hin, Rosanna lacht und zeigt mir ihre mit getrockneten Mangochips. Wir teilen uns beides.

»Aber Haselnüsse und wilde Brombeeren mag ich noch lieber«, sagt sie. Dann wird sie wieder ernst. »Ich will wirklich nicht mehr kotzen. Jedes Mal fühlt sich danach mein Hals an wie bei einer Grippe, und zwei Backenzähne habe ich dadurch auch schon geschrottet.«

Dann verabreden wir uns für später, um gemeinsam nach draußen zu gehen.

»Du bist schon richtig gut im Frisbee geworden«, sagt Felipe zu mir am Nachmittag auf dem Weg zur Bewegungstherapie. Er hat recht, ich schaffe es inzwischen sogar, die Scheibe auf meinem Zeigefinger kreisen zu lassen, ohne dass sie herunterfällt. Heute will Felipe mir zeigen, wie man sie gegen ein Basketballbrett wirft, sodass sie genau hineinfällt. Den Trick muss ich zu Hause unbedingt Justus vorführen, am besten ganz lässig nebenbei, ohne große Ankündigung. Auf sein Gesicht bin ich jetzt schon gespannt.

Bevor Felipe und ich anfangen können zu üben, nimmt mich Mark jedoch beiseite.

»Deine Ärztin hat mir gerade erzählt, dass du immer noch zu wenig wiegst«, sagt er. »Gibt es etwas, das ich wissen muss?«

Ich blicke zu Boden. »Manchmal fühle ich mich immer noch zu dick«, murmele ich. »Das geht nicht einfach so weg.«

»Das weiß ich«, sagt Mark. »Aber soll ich dir erzählen, was passiert, wenn du so weitermachst?«

Ich zucke mit den Schultern. Eigentlich kann ich es mir denken, aber Mark hört sich nicht so an, als ob er mich ohne seine Gardinenpredigt gehen lässt.

»Über das mit dem Wachstum haben wir schon gesprochen. Hinter deiner Leistungsfähigkeit bleibst du weit zurück. Und nicht nur im Sport.«

»Hinter meinem Bruder Justus bleibe ich sowieso immer zurück«, kontere ich.

»Und das soll so bleiben?«, fragt Mark zurück.

»Mach dir klar, dass das Selbstbewusstsein, das du dir durchs Hungern einredest, kein echtes ist.«

Ich schweige. Mark greift nach meinem Kinn und zwingt mich so, ihn anzusehen.

»Ich weiß.«, antworte ich endlich.

»Es ist deine Entscheidung«, sagt Mark und lässt mich wieder los. »Was passiert, wenn du dich hier verweigerst, muss ich dir nicht erklären. Du wärst nicht der Erste. Sorry für die deutlichen Worte, aber das musste sein.«

»Darf ich jetzt nicht mehr mitmachen?«, frage ich. Gerade kommt Rosanna um die Ecke. Ich will nicht, dass sie mitbekommt, wie Mark mich von der Sporttherapie ausschließt.

»Ehrlich gesagt, war ich kurz davor, dich zuschauen zu lassen«, gibt er zu. »Was hält dich noch davon ab, deine Portion aufzuessen? Wovor hast du Angst? Was brauchst du, um es wirklich zu schaffen? Du kannst mit jedem aus dem Team darüber reden.«

Rosanna kommt näher. Also verspreche ich Mark, später beim Abendbrot ordentlich zuzulangen.

»Was wollte er denn?«, fragt sie trotzdem, sobald sie neben mir steht. Mark ist zum Glück bereits ein paar Schritte weitergegangen und ruft alle mit seiner Trillerpfeife zusammen.

»Meinen Rückfall verhindern«, sage ich nur. Dann setzen auch wir uns in Bewegung. Mark teilt alle für einen Staffellauf ein. Im Sportunterricht in der Schule habe ich beim Staffellauf immer dafür gesorgt, dass meine Riege verliert. Vielleicht sollte ich doch lieber zuschauen.

»Du guckst schon wieder so unglücklich«, bemerkt Felipe. »Hier geht es nicht darum, sich als Supersportler zu beweisen, schon vergessen? Es soll Spaß machen! Also, stell dich in eine der beiden Reihen. Es wird lustig, glaub mir!«

Zum Glück darf ich in einer Riege mit ihm und Rosanna sein. Mark hat einen Parcours aufgebaut. An sechs Stationen müssen wir mit dem Staffelstab in der Hand kleine Übungen durchführen: Slalom um Stäbe laufen, auf einen niedrigen Kasten springen und wieder hinunter und unter einer Limbostange hindurch tanzen. Als Startsignal dreht er coole Musik auf. Rosanna ist vor mir dran. Unter der Limbostange sieht sie aus wie ein Schlangenmädchen im Zirkus, ich selber wohl eher wie Pinocchio, so hölzern komme ich mir vor. Aber es macht Spaß. Felipe hat recht behalten.

»Jetzt nimmt jeder ein Mädchen huckepack!«, ruft Mark vor der nächsten Runde. Die Limbostange und den Kasten räumt er weg, aber die Slalomstäbe müssen wir zu zweit umrunden. Felipe trägt Eva, Tilia springt auf den Rücken eines älteren Mädchens, Rosanna kommt zu mir. Obwohl sie nicht viel wiegt, schwanke ich ein wenig beim Loslaufen. Aber das liegt daran, dass ich noch nie einem Mädchen so nah war. Ich spüre Rosannas Wärme an meinem Rücken und fühle ihre Arme um meinen Hals liegen. Ihr Atem kitzelt mich am Ohr.

»Yeee-haw, Jasper, du bist ein tolles Pony! Weiter so!«, ruft sie und jubelt. Wir kommen als viertes Team ins Ziel.

Mark zwinkert mir zu. »Na bitte, geht doch!«, ruft er. »So sehen Sieger aus.«

»Sieger?«, wiederhole ich. »Das wär nicht mal Bronze gewesen.«

»Du weißt schon, was ich meine«, erwidert Mark. »Und jetzt ab mit euch. Ich hab gehört, Linda will mit euch Waffeln backen.«

*

Hey Justus, mein Bro,
wenn du wüsstest ... :)
Jasper

# ALWIN

Am Samstagmorgen, bevor ich zum ersten Mal übers Wochenende nach Hause darf, sehe ich den dicken Jungen wieder. Beim Küchendienst nach dem Frühstück habe ich etwas getrödelt. Draußen gießt es wie aus einer übertrieben aufgedrehten Regenmaschine im Film, und zum ersten Mal, seit ich hier bin, ist mir langweilig. Rosanna und Tilia machen Seidenmalerei, Felipe paukt Mathe. Ich grüble nach, wie es hier im Dezember werden soll, wenn es spät hell und früh dunkel wird und wir nicht mehr so oft raus können. Mir fehlt mein Laptop samt Zubehör. Mein kleines Studio. Ich habe mich noch nicht getraut, Linda zu fragen, ob ich es nach meinem ersten Wochenende zu Hause mitbringen darf. Solche Belohnungen gibt es, wenn man genug zugenommen hat. Rosanna und ich müssen unbedingt aufhören, uns von Tilia beeinflussen zu lassen.

Vor dem Schwarzen Brett im Erdgeschoss bleibe ich stehen. Hier hängen jeden Tag neue Mitteilungen, zum Beispiel wenn ein Kurs ausfällt, der Speiseplan für die Woche, neue Freizeitangebote und vieles andere. Gerade als ich beim Mittagessen für morgen angelangt bin, höre ich den Jungen wieder singen. Hier unten in der Eingangshalle klingt seine Stimme noch voller als neulich im Freien.

Ich muss ihn kennenlernen. Ich drehe mich um und sehe ihn die Treppe hinunter und genau auf mich zukommen. Ohne mit dem Singen aufzuhören, nickt er mir ganz kurz zu und geht an mir vorbei. Ich will ihn nicht unterbrechen, vielleicht wird er dann sauer. Also folge ich ihm lautlos, bis sein Lied zu Ende ist. Dann tippe ich ihn vorsichtig von hinten an und flehe insgeheim, dass er mir keinen blöden Spruch drückt. Er ist wirklich viel größer als ich. Na gut, das ist keine Kunst.

Er dreht sich um.

»Ja?«, sagt er und sieht mich an wie einen, der auf der Straße nach der Uhrzeit fragt, oder nach dem Weg. Nicht unfreundlich, aber auch nicht begeistert.

»Hallo«, antworte ich und muss kurz schlucken, mein Mund ist so trocken, als stünde ich aufgeregt vor einem Promi. »Ich wollte nur sagen, es hört sich voll gut an, wie du singst. Tolle Stimme. Ist mir neulich schon aufgefallen.«

Er grinst mich an. Ganz weiße, gerade Zähne hat er. Jede Wette hat er mal eine feste Spange getragen. Es hat sich gelohnt.

»Danke. Ich weiß«, sagt er. »Jetzt muss ich nur noch abnehmen, um erfolgreich zu werden.«

»Um Sänger zu werden? Was hat das mit Abnehmen zu tun?«, frage ich.

»Zähl mal bis drei«, antwortet er. »Wer will auf der Bühne einen Fettkloß sehen? Welches Mädchen hängt sich ein Poster von einem Pottwal ins Zimmer? Wer richtig gut ist, auf den wird früher oder später die Kamera gerichtet. Wenn der Tag gekommen ist, will ich mich nicht blamieren. Zwanzig Kilo müssen runter, vier habe ich schon geschafft. Ich bin übrigens Alwin.« Er hält mir seine Hand hin. Auch ich nenne meinen Namen.

»Ein paar Pfund weniger, und aus dir wird der nächste Mädchenschwarm: Glaubst du das wirklich?«

Alwin blickt an sich hinunter. »So wie jetzt wird da jedenfalls nichts draus.«

»Sollen wir denn alle gleich aussehen? Sind wir Avatare?«

»Sagt der, dessen Knochen rasseln wie beim Skelett in der Geisterbahn. Du kannst doch auch nicht aus deiner Haut, oder?«

»Ich arbeite dran.« Mein Lächeln gerät etwas schief. »Aber was ist, wenn deine Stimme vom Abnehmen auch dünner wird? Kann doch sein!«

»Du meinst, ich habe einen Klangkörper wie ein Kontrabass oder eine Tuba?«, Alwin lacht laut. »Nein, Spaß beiseite. Wenn ich so dick bleibe oder sogar weiter zunehme, machen irgendwann meine Gelenke schlapp, oder das Herz oder beides. Ich will nicht enden wie ein überfütterter Mops, der keine Luft mehr bekommt.

Dazu habe ich zu viel vor. Und für mein Stimmvolumen nehme ich wieder Gesangsunterricht, sobald ich hier raus bin.«

»Vier Kilo«, wiederhole ich leise, während wir nebeneinander weitergehen. »Wenn ich es schaffen würde, vier Kilo zuzunehmen, hätte ich richtig was erreicht.«

»Knurrt dir nicht ständig der Magen? Das Frühstück ist erst eine halbe Stunde her, aber ich könnte schon wieder essen.«

»Hier esse ich viel mehr als zu Hause«, antworte ich. »Linda lässt sich nicht so leicht austricksen. Ist ja auch gut so.«

»Linda ist deine Betreuerin?«, fragt Alwin. »Die, die immer singt?«

Ich nicke.

»Sie kann nicht singen«, bemerkt er trocken. »Aber sie ist schwer in Ordnung, wie alle Betreuer hier. Ich bin in Marks Gruppe.« Dann drückt er ein wenig auf meinem Arm herum, als wäre er die Hexe bei Hänsel und Gretel. »Willst du meinen Müsliriegel haben? Wir bekommen jeden Freitag einen. Das einzige Naschi in der ganzen Woche. Den von gestern habe ich noch aufgespart.«

»Du musst ihn nicht hergeben«, beteuere ich und winke ab. »Genieße ihn lieber. Übers Wochenende bekomme ich zu Hause sicher mehr Süßes, als ich haben will. Fährst du heute auch?«

Alwin nickt. Dann erzähle ich ihm von meinem Hobby, am Laptop mit Musik herumzutüfteln. Und davon, dass mir für meine Ideen ein Sänger fehlt.

»Hier bin ich«, sagt Alwin und stellt sich mit ausgebreiteten Armen hin wie ein Star im Showfinale. »Also brauchen wir nur noch einen Texter.«

»Erst mal die Musik«, erwidere ich. »Du, ich und mein Studio – wie cool wäre das?«

»Machen wir«, sagt er. »Bring das Zeug mit, und wir sind ein Team!«

Ich jubele insgeheim, weil er einfach so »wir« gesagt hat, als würden wir uns seit Jahren kennen. Vor einer Weile hatte ich noch Heimweh. Jetzt sieht es aus, als ob sich für mich schon wieder eine neue Freundschaft anbahnt. Von wegen einsamer Nerd!

Wir klopfen an Lindas Büro an. Zum Glück hat sie gerade Zeit. Meine Stimme bebt leicht, während ich ihr erzähle, worum es geht. Als ich fertig bin, summt sie nachdenklich und ziemlich schief das neue Lied von Ed Sheeran. Alwin versucht, nicht zu lachen.

»Lass mich mit deinen Eltern telefonieren, bevor sie dich am Sonntag zurückbringen«, sagt sie schließlich. »Ich gebe ihnen einen Essensplan für dich mit. Wenn du den übers Wochenende einhältst und auch sonst alles gut läuft, können wir die Belohnung vorziehen, die dir so am Herzen liegt. Auch wenn es noch wackelig ist.«

»Ich werde futtern wie ein Krokodil«, verspreche ich

und strahle sie mit meinem nettesten Lächeln an. Nachdem sie ihre Tür wieder geschlossen hat, klatschen Alwin
und ich ab und springen vor Freude in die Luft.

Im selben Moment kommt Felipe mit einer Tischten-
niskelle die Treppe hinunter. »Hi«, begrüßt er uns und
blickt verwundert zwischen Alwin und mir hin und her.
»Was feiert ihr?«

Ich erzähle es ihm.

»Wow«, sagt Felipe. »Ich dachte, du wolltest an deinen
Muckis arbeiten, Mister Hulk?«

Einen Moment lang bin ich sprachlos. Das war mein
Ziel, als ich hergekommen bin. Kräftiger werden und
mich besser wehren können. Heute habe ich das glatt vergessen, und meine Hulkfigur liegt einsam in meiner
Nachttischschublade.

Felipe fängt an zu lachen, als er mein Gesicht sieht.

»Entspann dich, Pancake. Du machst dich super – womit, ist doch egal. Hauptsache, du bist happy!«

»Wenn alles klappt, was ich mir gerade vorgenommen
habe, bin ich es«, antworte ich. Felipe grinst und geht
zum Tischtennis. Ich verabschiede mich von Alwin und
eile zurück in mein Zimmer, um meine Sachen für zu
Hause zu holen.

*

Für Linda
Gutschein für eine Stunde Gesangsunterricht
Lehrer: Alwin Schmitz
Ort: außer Hörweite von anderen Menschen
Zeit: in einer Mittagspause nach Wahl

# ZU HAUSE AUF BESUCH

Es fühlt sich seltsam an, auf einmal wieder auf der Rückbank im Auto hinter meinen Eltern zu sitzen. Vorher hatten wir noch ein Gespräch mit Linda, es ging um meine Fortschritte. Linda ist sehr zufrieden mit mir, sie trällerte begeistert, wie gut ich mich eingelebt hätte und mitarbeiten würde. In der letzten Woche habe ich sogar etwas mehr als ein Kilo zugenommen und fühle mich immer noch wohl. Schwerer und anders leicht als mit meinem niedrigsten Gewicht. Trotzdem hat Linda uns einen Essensplan für das Wochenende mitgegeben, den ich mir während der Fahrt durchlese. Auf dem Beifahrersitz regt sich meine Mutter immer noch darüber auf.

»Als ob ich nicht selber wüsste, wie man gesund und lecker kocht«, sagt sie und fuchtelt wild mit den Händen herum. Papa schiebt ihren Arm zur Seite, damit er an den Schalthebel herankommt. »So was! Ich habe mich immer nach den Vorlieben der Kinder gerichtet. Weißt du schon, worauf du Appetit hast, Jasper?«

»Auf dem Essensplan steht Wiener Würstchen mit Kartoffelsalat, Brot mit Aufschnitt und Käse, und Rohkost«, lese ich vor.

»Justus hat Gulasch vorgeschlagen, bevor wir losgefahren sind«, sagt Papa. »Mit Nudeln. Sportler brauchen Kohlehydrate. Das esst ihr doch beide gerne, stimmt's, Jasper? Wir können gleich beim Biobauern am Ortseingang anhalten und Fleisch kaufen.«

»Dann wäre das ja geklärt«, antworte ich. Am liebsten würde ich darum bitten, an der nächsten Kreuzung zu wenden und zurück zur Klinik zu fahren. Was soll ich zu Hause, wenn es nur wieder um Justus geht, bevor wir überhaupt angekommen sind? Allerdings sind meine Freunde auch gerade auf dem Weg zu ihren Eltern. Rosanna und Alwin waren ähnlich begeistert darüber wie ich. Nur Felipe hat zum Schluss gar nicht mehr aufgehört, davon zu reden, dass es das letzte Wochenende vor seiner endgültigen Entlassung ist. Er hat so viel vor.

Auf der Autobahn geraten wir in einen Stau. Bis zur nächsten Ausfahrt geht es nur im Stop-and-go voran. Ich versuche, eine Nachricht an Rosanna zu schreiben. Nach ein paar Minuten jedoch wird mir schlecht von dem Geruckel. An Essen will ich gar nicht denken, Justus kann meinetwegen den ganzen Speiseplan diktieren. Ich bin sowieso bald wieder weg. Der Einzige, auf den ich mich ohne blödes Bauchgefühl freue, ist Bruno. Hoffentlich schläft er heute Nacht bei mir im Bett.

Justus spielt in seiner dicken Jacke Basketball gegen sich selbst, als Papa unseren Kombi in die Einfahrt unseres

Grundstücks lenkt. Zu seinem zwölften Geburtstag hat er einen eigenen Korbständer bekommen und übt seitdem in jeder freien Minute an seinen Würfen. Als er uns sieht, fängt er den Ball auf und kommt zum Auto. Ich kurbele die Fensterscheibe neben mir herunter, damit wir abklatschen können.

»Hey, Atze«, begrüßt er mich. In seinem Ton liegt etwas, das sich anhört, als ob er sich für den Älteren von uns beiden hält, dabei ist er elf Monate jünger. Seine Haare kleben nass von Schweiß an seinen Schläfen. Er wendet sich Papa zu.

»93«, sagt er. »93 von 100 Würfen habe ich versenkt. Gestern waren es noch 86.«

»Das ist mein Sohn«, sagt Papa und schaltet den Motor ab. Und ich, fährt es mir durch den Kopf. Was bin ich? Welche Voraussetzungen muss man erfüllen, um ein richtiger Sohn zu sein? Papa und Justus. Immer Papa und Justus. Für den Kampf gegen die Magersucht bekommt man keine Pokale.

Bruno kommt um die Hausecke geschlichen und reibt seinen Kopf an Justus' Beinen. An meinen schnuppert er nur vorsichtig, aber ich bin nicht beleidigt. Katzen sind nicht wie Hunde, die sich vor Freude wild auf einen stürzen, wenn man lange weg war. Ich halte ihm meinen Handrücken hin, auch daran schnuppert er. Danach lässt er zu, dass ich ihn streichle.

Etwas später, während unsere Eltern in der Küche werkeln, kommt Justus zu mir ins Zimmer. Er steht herum wie ein Fremder, nimmt meinen Locher vom Schreibtisch und stellt ihn wieder hin. Dasselbe macht er mit meinem Kopfhörer und einem USB-Stick.

»Und wie ist es da so?«, fragt er schließlich. Seine Stimme klingt jetzt viel leiser als sonst. Ich öffne meinen Kleiderschrank und nehme einen frischen Hoodie heraus.

»Du hast es ja gesehen: Ich komme klar«, antworte ich und nehme den Kater auf den Arm. »Mach mal ein Video von Bruno und mir.« Mit dem Kopf deute ich auf mein Handy, das auf dem Schreibtisch liegt.

»Und was macht ihr den ganzen Tag?«, fragt er, während er filmt. Bruno zappelt auf meinem Arm, ich lockere den Griff, und er klettert mir auf die Schulter. Von dort stößt er sich ab, dann rast er im Zimmer umher, springt auf die Möbel und fegt meine Stifte vom Schreibtisch, bis er schließlich einen Satz auf den Kleiderschrank macht und sich hinlegt. Aus halb geschlossenen Augen beobachtet er Justus und mich.

Ich weiß nicht, wie ich mit meinem Bruder über die Klinik reden soll. Über Rosanna, wie sie drauf ist und warum sie sich heimlich übergibt. Über Alwin, seine Wahnsinnsstimme und sein großes Ziel. Über die Aufgaben in der Therapie, durch die wir lernen sollen, uns und unseren Körper zu akzeptieren. Über das Loch im Zaun, die Füchsin und die wilden Brombeeren und Haselnüsse. Über meine Angst, zuzunehmen, obwohl ich nichts lieber will als das. Wie soll einer wie Justus das alles verstehen?

»Mein Zimmernachbar ist ganz nett«, sage ich also, während ich mich umziehe. »Felipe. Ich glaube, du würdest mit ihm klarkommen. Aber er bleibt nicht mehr lange. Felipe ist fast wieder gesund.«

»Lade ihn doch mal ein, wenn du da raus bist. Oder übers Wochenende«, schlägt Justus vor.

»Mal sehen«, antworte ich. »Hast du meine Sachen benutzt, während ich weg war?«

»Nur den Locher ein paar Mal. Der ist ja für uns beide. Und einmal deinen Laptop. Der ist einfach schneller als Mamas.«

»Ich nehme ihn mit in die Klinik. Da brauche ich ihn«, sage ich.

Aus der Küche ruft Mama zum Essen. Ich spüre, wie sich mein Magen verkrampft, versuche jedoch, mir nichts anmerken zu lassen. Alles, was vorher war, kommt wieder in mir hoch; die Kämpfe am Tisch, der Hunger, meine Traurigkeit. Justus geht voraus, ich verschwinde erst noch im Bad. Als ich schließlich in die Küche trete, fühle ich mich angestarrt. Ich quäle mir ein Lächeln ab und setze mich auf meinen Stammplatz. In diesem Moment fehlen mir meine Freunde so sehr, dass es in meinem Magen zieht.

»Tja, dann greift zu. Guten Appetit«, sagt Mama und deutet auf die dampfenden Schüsseln und den grünen

Salat. Es hört sich an wie bei einem förmlichen Besuch, aber so fühle ich mich auch. Ein ganzer Berg an Erwartungen scheint über mir zusammenzukrachen.

Mein Vater nimmt sich zuerst und reicht die Schüsseln an Justus weiter, ich bin als Letzter dran. Insgeheim denke ich an den Speiseplan, den ich einhalten soll, aber gut. Gulasch mag ich lieber als Würstchen mit Kartoffelsalat, und der Nährwert ist wohl etwa gleich.

Justus sieht mir zu. Alle am Tisch sehen mir zu, wie ich meinen Teller belade.

»Können wir bitte einfach so tun, als ob alles normal wäre? Dann nehme ich mir vielleicht sogar eine zweite Portion. Aber wenn ihr mich anstarrt, kriege ich nichts runter. Danke.«

Wir essen zögernd. Nur langsam entkrampft sich das Gespräch am Tisch. Zuerst frage ich nach den Kindern aus der Nachbarschaft und nach Justus' Klasse. Dann erzähle ich doch ein wenig von Linda und Mark, von Felipe, Alwin und den vielen Mädchen in der Klinik. Doch erst als meine Eltern anfangen, sich über Alltagsdinge zu unterhalten, gelingt es mir, mich zu entspannen. Justus flüstert mir ein paar Witze ins Ohr, wir kichern beide. Und endlich merke ich, dass das Gulasch auf meinem Teller nach zu Hause schmeckt. Wie früher, wie immer. Wenn ich will, dass alles gut wird, gehört das hier dazu.

»Wirklich mega lecker, Mama«, sage ich und spieße noch ein Stück Fleisch auf meine Gabel.

»Danke, mein Schatz«, antwortet Mama, und ihre Augen glitzern ein wenig feucht. »Ab morgen halten wir uns aber an Lindas Essensplan. Sicher ist für uns alle etwas Leckeres dabei.«

Der Abend wird dann doch noch ganz gut. Nach dem Essen spielen wir zu viert Tabu, was ziemlich lustig ist, weil Papa aus Versehen fast alles verrät und Mama die irrsten Verrenkungen macht, um ihre Begriffe darzustellen. Ich bleibe ziemlich cool; mit meinem Wortschatz stecke ich zumindest Justus lässig in die Tasche. Es scheint ihn nicht mal zu stören.

Später im Bett komme ich endlich dazu, mit Rosanna zu chatten. Ihr geht es ähnlich wie mir. Die Eltern versuchen auf Krampf, normal zu wirken, aber sie fühlt sich wie auf Besuch. Um uns aufzuheitern, schicken wir Essstörungs-Bingo-Sätze hin und her:

*Zusammen schaffen wir das, wir sind doch eine Familie.*
*Ich habe deinen Lieblingskuchen gebacken.*
*Aber fühl dich nicht zum Essen gedrängt!*
*Du siehst besser aus als letztes Mal, wo wir uns gesehen haben.*
*Ich habe nicht vor der Klotür gelauscht!*
*Was wünschst du dir zum Mittagessen?*
*Wir könnten alle mal an unserem Speiseplan drehen, schaden kann es nicht.*
*Wenn es dir nicht gut geht, kannst du immer mit uns reden.*

Dann schicke ich ihr noch das Video von mir und Bruno. Rosanna schickt lauter Herzchen zurück, die dem Kater gelten. Wir schreiben uns Gute Nacht.

Am Sonntag drängt es uns alle hinaus, besonders Papa und Justus. Wir einigen uns auf einen gemeinsamen Ausflug.

»Sport-Parcours?«, schlägt Papa vor. »Ist mal was anderes. Das Wetter spielt auch mit.«

Parcours ist gar nicht meins, aber eine bessere Idee habe ich auch nicht.

»Tobt euch ruhig aus«, sagt Mama. »Jasper darf sich nicht überanstrengen. Hauptsache, wir haben endlich einmal wieder Zeit füreinander.«

Ich helfe Mama dabei, Proviant in unsere Kühltasche zu packen, einen gesunden und leckeren Mix, für jeden Geschmack ist etwas dabei. Bevor wir losfahren, checke ich noch kurz meine Nachrichten.

»Wer schreibt dir denn da immer?«, fragt Justus und versucht, mir über die Schulter zu schauen. »Deine Verliebte?«

Ich versuche, cool zu bleiben. »Vielleicht«, antworte ich. »Vielleicht aber auch die berühmte große Plattenfirma aus Berlin. Ich komponiere gerade einen Song und habe dem Produzenten das Intro geschickt.«

»Als ob«, lacht Justus. Aber als ich im Auto meine Ohrhörer aufsetze und beim Musikhören ganz wichtig auf meinem Display herumwische, blickt er immer wieder verstohlen zu mir hin.

Dies ändert sich erst, als wir beim Parcours ankommen. Sofort sind Papa und Justus wieder ein Team. Sie schnüren ihre Laufschuhe fester und hüpfen sich warm.

»Hier auf den Schildern steht, was man an den Stationen machen muss!«, ruft Justus und winkt mich zu sich heran.

»Keinen Bock«, erwidere ich. In meinem Rucksack steckt eine Frisbeescheibe, die Mark mir geborgt hat. Neben unserem Parkplatz ist eine Wiese, auf der ich üben könnte.

Papa und Justus toben sich aus, während Mama und ich das Picknick vorbereiten. Anschließend übe ich mit der Scheibe. Zuerst lasse ich sie lässig auf meinem Mittelfinger kreisen. Dann werfe ich sie mit der linken Hand hoch, sodass sie sich in der Luft dreht, um sie mit der rechten Hand wieder aufzufangen. Das Gleiche mache ich auch beim Laufen auf der Stelle, lasse die Scheibe dabei schneller drehen und fange sie mit beiden Händen auf. Dazwischen schaffe ich sogar, einmal zu klatschen.

Plötzlich steht Justus neben mir.

»Was machst du da?«, fragt er. »Woher kannst du das?«

»In der Klinik gelernt«, antworte ich. »Willst du auch?«

Sofort reißt er mir die Scheibe aus der Hand und versucht, meine Tricks nachzumachen. Im selben Moment kommt ein Junge auf uns zu, ich kenne ihn vom Sehen. Es ist Taner aus Justus' Klasse.

»Das geht anders, Mann«, sagt er zu Justus und nimmt ihm die Scheibe weg. »Dein Bruder hat es voll drauf.« Er wendet sich an mich. »Werfen wir ein bisschen?«

Ich zögere. Justus sieht unzufrieden aus. Er hebt einen herumliegenden Stock vom Boden auf und schlägt auf ein paar Büsche ein. Das habe ich nicht gewollt. Ich würde so gern aufhören mit diesem Konkurrenzdings zwischen uns. Es vergiftet alles.

»Meinetwegen«, sage ich zu Taner und nehme ihm die Scheibe ab. »Aber nur zu dritt mit meinem Bro…«

\*

Hallo Justus,

sag mal, stimmt es, dass dein Bruder Magersucht hat? In der Schule wird das rumerzählt. Er ist ja wirklich sehr dünn. Aber was mir erst recht aufgefallen ist: Er kam irgendwie so rüber, als ob er fremd bei euch ist. Das geht auf keinen Fall, Mann. Vielleicht ist er ein bisschen komisch, aber er ist dein Bruder. Also sei du auch seiner.

Taner

# DER SCHATTEN IM WALD

Nach dem Familienwochenende bin ich froh, wieder zurück in die Klinik zu kommen. Noch unterwegs im Auto denke ich nach über Justus und mich. Es ist besser geworden zwischen uns, aber richtige Kumpels sind wir nicht. Zum Glück kann ich in der Einzeltherapie darüber sprechen.

»Ein Anfang ist gemacht«, sagt Frau Suriyani, nachdem ich vom Wochenende erzählt habe. »Dein Bruder hat bemerkt, dass du eigene Fähigkeiten entwickelst, statt mit ihm zu wetteifern. Wenn ihr beide aufhört, euch aneinander zu messen, kann sich jeder von euch frei entfalten.«

»Papa hat es auch gesehen«, bestätige ich. »Der hat vielleicht gestaunt.«

»Siehst du. Und hattest du nach dem Ausflug mehr Appetit als beim ersten gemeinsamen Abendessen?«

»Das Picknick hat Spaß gemacht. Taners Familie hat sich zu uns gesetzt und lauter türkisches Fingerfood rausgeholt. Köfte, kleine Pideschiffchen und so. Können wir so was hier auch mal kochen?«

»Linda wird sich freuen, wenn du ihr diesen Vorschlag machst«, antwortet Frau Suriyani. »Aber sicher hat auch die lockere Stimmung mit euren Freunden draußen dazu beigetragen, dass du gut essen konntest. Hab Geduld mit dir! Und auch mit deiner Familie. Ich wünschte, alle hier würden so gut mitmachen wie du.«

Das wünsche ich mir auch. Vor allem Rosanna und Alwin. Ihn treffen Felipe und ich als Erstes wieder, als wir in der Freizeit mit der Frisbeescheibe zum Sportplatz gehen. Alwin macht Stretchübungen auf dem Platz. Als er uns sieht, winkt er und kommt auf uns zu.

»Hast du dein Studio mitgebracht?«, fragt er sofort.

»Alles, was wir brauchen«, antworte ich. »Sobald wir ein paar Stunden Zeit haben, starten wir.« Dann schlägt Felipe vor, Frisbee zu spielen, doch Alwin will lieber noch eine Runde laufen.

»Ich hab's geschafft, übers Wochenende nicht wieder zuzunehmen«, sagt er. »Obwohl meine Uroma da war und mich immer zum Essen überreden wollte.«

»So sind Omas eben. Die dürfen das«, sage ich lachend. »Als die jung waren, gab es noch nicht den Überfluss wie heute. Hat einer von euch Rosanna gesehen?«

Alwin schüttelt den Kopf, während Felipe versucht, die Frisbeescheibe auf seiner Nasenspitze kreisen zu lassen. Sie fällt aber immer wieder herunter.

»Denke mal, Tilia hat sich Rosanna gekrallt«, vermutet Felipe. »Damit sie sich gegenseitig ihre Krümel auf dem Teller vorzählen können.«

»Hör auf. Wir beide waren auch mal so«, erwidere ich und

lege meine Hand wie einen Schirm über meine Augen, um das ganze Gelände zu checken. »Ist noch nicht lange her.«

»Spätestens beim Abendessen siehst du sie wieder«, neckt mich Alwin. »Hältst du das aus?«

»Da hinten sehe ich sie«, stelle ich fest. »Zum Glück alleine.« Ich rufe ihren Namen und winke mit wilden Armbewegungen. Sobald Rosanna mich sieht, kommt sie rasch näher. Sie begrüßt Alwin geradezu begeistert. Ich kann mir denken, warum. Jeder, der dicker ist als sie, lässt sie dünner aussehen. Alwin deutet einen Handkuss an und nennt sie *Madame.*

»Wie wäre es nachher mit einer kleinen Party auf der anderen Seite?«, schlage ich vor. »Wir nehmen was Leckeres aus der Küche mit. Linda erlaubt es bestimmt!«

»Geile Idee!«, ruft Rosanna. Dann packt sie Alwin am Arm und führt ihn zu unserer geheimen Stelle mit dem Loch im Zaun.

»Der Eingang in unsere geheime Welt«, erklärt sie.

»Wenn ich da durchpasse, bin ich dabei«, verspricht er, als sie zurückkommen. »Aber bringt nicht nur Süßkram mit, sonst darf ich bloß zuschauen, wenn ihr futtert. Ich kann leider nichts beisteuern. In meiner Gruppe wird alles genau zugeteilt.«

»Was ist mit Tilia?«, will Rosanna wissen. »Hat jemand was dagegen, wenn sie mitkommt?«

»Ja«, sagen Felipe und ich wie aus einem Munde, doch dann winke ich schnell ab. »Klar kann sie mitkommen.

Wenn ihr euch angefreundet habt, gehört sie dazu. Vielleicht kann sie endlich mal richtig essen, wenn wir unter uns sind. Ohne Betreuer und Therapeuten, so nett sie auch sind. Also, um drei wieder hier!«

Felipe, Alwin und ich sind pünktlich an unserem Treffpunkt, kurz nach uns kommt Rosanna dazu. Felipe trägt einen großen Rucksack mit Proviant; Linda hat vor Verzückung »Oma gibt mir Schokolade« von der Band *Deine Freunde* zu rappen versucht, als wir Jungs sie nach Essbarem gefragt haben. Vergeblich haben wir nach einer Grube gesucht, in der wir uns hätten verstecken können.

»Greift nur zu«, trällerte sie danach noch. »Und lasst ja nichts übrig!« Wir versprachen es und füllten in Beutel und Dosen, was die Schränke hergaben.

»Wo bleibt Tilia nur?«, fragt Felipe. »Die ist wirklich eine Diva. Oder hat sie abgesagt?« Bei den letzten Worten sieht er Rosanna an.

»Sie will es sich überlegen. Mehr war nicht aus ihr herauszubekommen«, antwortet Rosanna.

»Dann gehen wir. Sie weiß, dass sie eingeladen ist, und sie kennt Uhrzeit und Treffpunkt. Ich will jetzt los«, sage ich.

Zunächst steht uns aber die Herausforderung bevor, Alwin durch den Zaun zu bekommen. Schon jetzt wischt er seine verschwitzten Hände an den Hosenbeinen ab, auch über der Oberlippe haben sich trotz des kühlen

Herbstwetters feine Schweißperlen gebildet. Er tritt hinter die Bank und schnauft leicht, als er sich vor das Loch im Zaun kniet. Seinen Kopf und seine Schultern steckt er schnell durch.

»Super, Alwin, du schaffst es!«, jubelt Rosanna, und auch Felipe und ich feuern ihn an. Doch mit dem Bauch bleibt Alwin stecken. Er prustet und läuft rot an, schon will ich mir Vorwürfe machen, dass wir ihm das zugemutet haben. Aber dann merke ich, dass Alwin lacht. Er lacht so sehr, dass sein feststeckender Bauch den Zaun zum Beben bringt. Alwin ringt nach Luft vor Lachen, gleichzeitig kracht die Seitennaht seines Karohemdes auf. »Helft mir, ich kann nicht mehr«, quietscht er. Alle drei stimmen wir in sein Lachen ein. Alwins Anblick ist wirklich filmreif.

»Schade, dass niemand ein Handy dabeihat«, ruft er. »Das hier als Video im Internet, und ich könnte mich vor Followern kaum retten.«

»Jetzt sollten wir dich aber befreien.« Rosanna japst noch ein wenig. »Helft mal mit, Jungs.«

Zu dritt biegen wir den Zaun auseinander, bis Alwin hindurchschlüpfen kann. Auf der anderen Seite rappelt er sich hoch und klopft sich den Sand von Händen und Knien. Felipe wedelt mit der Hand Alwins Rücken ab. Dann wollen wir uns in Bewegung setzen, doch Rosanna zögert. Immer wieder dreht sie sich um und schaut nach, ob Tilia doch noch kommt.

»Vielleicht hättest du der Cosmea nichts vom Picknick sagen sollen, sondern nur vom Ausflug«, meint Alwin. »Wenn sie so schräg drauf ist, wie ihr sie beschreibt, kann sie nicht erwarten, dass wir ihretwegen hier Wurzeln schlagen.«

»Was ist denn eine Cosmea?«, fragt Rosanna und zieht die Nase kraus.

»Eine ganz zarte Blume«, antworten Alwin und ich wie aus einem Mund, und gleich darauf zueinander: »Woher weißt du das?«

»Ich will meine Mitschüler nicht enttäuschen, wenn sie ihre Plagiate aus meinen Hausaufgaben anfertigen«, antworte ich. »Und du?«

»Bio ist mein Lieblingsfach. Neben Musik natürlich«, verrät Alwin. »Cosmea kann man übrigens sogar essen.«

Zu dritt streifen wir durch den Wald. Alwin kennt noch mehr essbare Pflanzen. Er zeigt uns Pfifferlinge, Steinpilze, einen Pilz mit dem lustigen Namen *Krause Glucke* und den Reizker.

»Der hat ein tolles Pfefferaroma. Riecht mal.« Er hält uns den Reizker unter die Nasen.

»Und woher weißt du, dass die nicht giftig sind?«, will Felipe wissen.

»Mit meinem Vater gehe ich im Herbst jeden Sonntag Pilze sammeln. Da lernt man so was.«

»Aber wie kocht man die?«, frage ich. Darüber weiß nicht nur Alwin, sondern auch Rosanna Bescheid.

»Ganz nach Geschmack«, sagt sie. »Anbraten mit Zwiebeln und Sahne geht eigentlich immer. Macht mein Vater auch. Mit Pasta, mit Omelette und Kräutern …«

»Machen Pilze dick?«, frage ich.

Alwin knotet die unteren Enden seines Hemdes zu einem Beutel zusammen und legt die Pilze hinein. »Überhaupt nicht«, antwortet er. »Wegen der Pilze sehe ich nicht so aus, wie ich aussehe. Ich habe aus Frust und Langeweile gegessen, nachdem sich meine Eltern getrennt haben und mein Vater ausgezogen ist. Meine Mutter ist Floristin und macht ihren Blumenladen immer erst um sieben zu. Sechs oder acht Nougatcreme-Toasts an einem einsamen Nachmittag waren Minimum, dazu jede Menge Eistee. Mit Mama zusammen habe ich ganz normal gegessen, auch an den Papa-Wochenenden. Aber wenn ich alleine war, konnte mich nichts mehr stoppen.«

»So ähnlich war es bei mir auch«, gesteht Rosanna. »Mit den Essanfällen, meine ich. Aber danach habe ich alles wieder rausgewürgt.«

»Ich beneide dich nicht darum«, erwidert Alwin.

»Gut, dass ihr jetzt beide hier seid«, antworte ich. Dann fällt mein Blick auf eine kleine Gruppe aus Bäumen und Büschen, die fast kreisförmig angeordnet ist und deute darauf.

»Dort könnten wir eine Hütte bauen«, schlage ich vor. »Habt ihr Lust?«

Zu viert sammeln wir Äste, Zweige und Laub. Während wir bauen, beobachte ich Rosanna heimlich. Wir reden alle viel und albern herum, aber sie hat wieder ihre Ratterstimme eingeschaltet, und ihre Bewegungen sehen aus wie bei einem Roboter. Sie macht alles ganz gewissenhaft, stellt Streben auf und füllt die Lücken mit Laub und Moos. Aber ich muss sie nicht einmal ansehen, um zu wissen, dass sie mit ihren Gedanken woanders ist. Bei Tilia. Sobald ich eine Gelegenheit finde, mit ihr allein zu sein, muss ich mit ihr reden. Ich will nicht, dass Tilia Rosanna runterzieht.

»Fertig«, sagt Felipe schließlich, tritt ein paar Schritte zurück und betrachtet unser Werk. »Ich hab Kohldampf. Feiern wir jetzt?« Er nimmt seinen Rucksack ab und holt unseren Proviant heraus. »Kleiner Gruß aus der Küche.«

»Das sagt mein Vater auch immer«, lacht Rosanna.

»Ach ja, der Chefkoch. Und doch musste dich jemand anders vorm Verhungern bewahren. Was hast du mitgebracht?«

»Leider nichts«, antwortet sie. »Ich hatte vorher noch Einzeltherapie.«

»Bei Tilia, wie?«, lästert Felipe. »Das wird dir richtig viel bringen.«

»Hör auf«, warne ich ihn.

»Ups«, macht Alwin. »Meine Stunde habe ich glatt verschwitzt. Jetzt ist sie fast um.«

»Wir erklären es Frau Suriyani. Sie ist bestimmt froh, wenn sie hört, was du stattdessen gemacht hast.«

Wir stellen unsere mitgebrachten Behälter in die Mitte und öffnen sie. Zum Vorschein kommen Muffins, Naschtomaten, Käsespieße mit Weintrauben, Mini-Fleischklößchen und Wurstketten, Nudelsalat, Gummitiere, Ofenchips, Paprikasticks, Mandarinen und kleine Taler aus Schwarzbrot mit Frischkäse, zum Trinken eine Flasche Apfelschorle und vier Becher.

»Bitte sehr«, sage ich und unterstreiche meine Worte mit einer einladenden Handbewegung. »Guten Appetit allerseits.«

Wir greifen zu. Beim Essen beobachte ich Rosanna und hoffe, dass sie es nicht merkt. Zu genau weiß ich, wie es sich anfühlt, wenn jeder Bissen verfolgt wird, den man sich in den Mund schiebt oder liegen lässt. Doch jetzt macht es mich verrückt, zu sehen, wie sie sich mit einem Käsewürfel abmüht, als wäre es ein doppelter Big Mac. Von ihrem Schwarzbrottaler pflückt sie die Körner in Zeitlupe ab wie neulich bei ihrer Reiswaffel. Zwischendurch trinkt sie Unmengen von Wasser. Ohne dass ich es will, führt ihr Verhalten dazu, dass auch ich mich beim Essen zurückhalte.

Ich behalte auch Alwin im Auge, der von allem nur ein kleines Stück probiert, um seine Erfolge beim Abnehmen nicht zurückzuwerfen. Auf einmal fühle ich, wie sich Traurigkeit als ein leise ziehender Schmerz in mir ausbreitet. Außer Felipe haben wir wohl alle noch einen weiten Weg vor uns, bis wir wieder normal essen können. Dieses Picknick haben wir uns ganz anders vorgestellt. Dieses Essen im Freien sollte eine Party werden. Stattdessen mümmeln wir herum wie eine Gruppe kranker Meerschweinchen. Die anderen merken es auch. Keiner reißt mehr Witze, nicht mal über Tilia. Rosanna fängt bereits an, unsere Dosen wieder zu verschließen und in Felipes Rucksack zu verstauen. Ich halte ihren Arm fest.

»Warte«, sage ich. »Jetzt noch nicht. Nicht so.« Ich blicke in die Runde. »Irgendwann werden wir richtig zusammen feiern. Richtig essen! Und Spaß haben. Ohne Essstörung! Stellt euch vor, was wir dann alles machen können! Keine Klinik und kein Essensplan mehr. Wir könnten uns ganz oft treffen und einfach tun, worauf wir Lust haben!«

»Wir wohnen viel zu weit auseinander, um uns regelmäßig zu treffen«, wirft Rosanna ein. »Lasst uns lieber noch was spielen, sonst fange ich noch an zu heulen. Flaschendrehen mit Wahrheit oder Pflicht?«

Alle stimmen zu. Beim Spielen kommt ein wenig von unserer guten Laune zurück. Als die Flasche auf mich zeigt, muss ich so tun, als müsste ich dringend aufs Klo, Felipe muss Alwin die Schultern massieren. Er selbst muss ein Lied singen und Rosanna mit vertauschten Schuhen dazu tanzen. Aber immer wieder bleibt sie mittendrin stehen und starrt Alwin an, so ergriffen ist sie von seiner Stimme.

Wir sind gerade richtig in Fahrt, als die einbrechende Dämmerung uns daran erinnert, zurück in die Klinik zu gehen. Ein wenig nachdenklich sind wir immer noch. Aber je dunkler es wird, desto enger rücken wir zusammen.

Plötzlich bleibt Alwin stehen.

»Pst«, macht er. »Hört ihr das auch? Da war was!«

»Was denn?« Felipe blickt sich nach allen Seiten um. »Ich höre nichts. Vielleicht hat unter einem von uns ein Zweig geknackt. Oder eine Maus huscht hier herum.«

»Nein, ich habe auch was gesehen! Irgendwas hat sich bewegt.«

Ich drehe mich um und schaue in die Richtung, aus der wir gekommen sind. Jetzt sehe ich es auch. Ein langer Schatten huscht etwa zehn Meter von uns entfernt durchs Gebüsch und ist gleich darauf verschwunden. Rosanna krallt sich an meinen Arm, stumm und alarmiert gehen wir weiter. Ich atme erleichtert auf, als wir bei unserem Loch im Zaun angekommen sind und die Lichter in den Fenstern des Klinikgebäudes sehen. Felipe findet als Erster seine Sprache wieder.

»Wir sind vielleicht Pfeifen«, sagt er. »Das kann jeder gewesen sein. Einer von den Jugendlichen vielleicht. Oder ein Liebespaar.«

Er hat recht. Trotzdem bin ich froh, als wir zurück in unserem Zimmer sind.

*

Liebe Rosanna,

danke für deine Nachricht. Was den Suppenkasper in deiner Klinik betrifft: Natürlich denke ich ›wer weiß was‹! Sonst würdest du kaum von ihm erzählen, oder?

Glg, deine Ylvie

# HAU AB, ANOREXIA!

Seit ich mich gut genug in der Klinik eingelebt habe, gehe ich hier auch zur Schule, die ganz anders ist als meine Schule zu Hause. An meinem ersten Tag in der Klasse habe ich mich verwundert umgeschaut, weil ich dachte, es müssten noch mindestens 20 andere Siebtklässler kommen. Aber wir sind nur zu sechst. Leider gehen Alwin und Felipe schon in die 8. Klasse, ich treffe sie nur in den großen Pausen auf dem Schulhof. Aber immerhin gehen Rosanna und Eva in meine Klasse. Und Tilia. Eva ist schon fast so weit wie Felipe, bei den Mahlzeiten nimmt sie ganz normale Portionen zu sich und taucht in der Schule richtig ins Lernen ab.

»Sonst kapiere ich in meiner alten Klasse gar nichts mehr«, sagt sie. »Wegen der Essstörung eine Klasse wiederholen will ich nicht.«

»Ich will nicht mal an meine alte Klasse denken«, meint Rosanna. »Vielleicht wechsle ich die Schule, wenn ich entlassen bin.«

»Ich würde am liebsten Herrn Friedmann mitnehmen, wenn ich gehe«, füge ich hinzu.

Herr Friedmann ist unser Klassenlehrer. Ich kann nicht

schätzen, wie alt er ist. Seine Haare und sein Bart sind weiß und lockig, sein Gesicht ist rosig und glatt. Er sieht immer aus, als ob er gerade aus der Kälte nach drinnen gekommen ist.

»Endlich männliche Verstärkung für mich zwischen all den Damen hier«, hat er gesagt, als ich neu in die Klasse kam. Dann hat er mir ein paar Fragen gestellt, um meinen Lernstand in den Kernfächern zu checken. Schwierigkeiten habe ich nur in Englisch bei den unregelmäßigen Verben.

»Das kriegen wir hin«, meinte er. Alles erklärt er mit viel Geduld, aber das Beste ist: Er hat ein Gespür dafür, wenn es jemandem von uns nicht gut geht.

Heute bemerkt er gleich in der ersten Stunde, dass Tilia auf ihrem Stuhl herumrutscht, als ob ihre Blase drückt.

»Warst du drüben in der Klinik nicht auf der Toilette?«, erkundigt sich unser Lehrer.

»Ich muss nicht«, erwidert Tilia. »Ich wollte fragen, ob wir heute mal frei schreiben dürfen, was wir wollen. Oder wann wir endlich mal Biologie haben, oder Chemie. Die meisten Nahrungsmittel sind voller Giftstoffe. Lernen wir darüber nichts, obwohl wir hier besser essen sollen?«

»Ich gehe davon aus, dass Linda in der Lehrküche mit euch darüber spricht«, antwortet Herr Friedmann. »Ich bin leider kein Experte, sondern esse, was mir schmeckt. Wir konzentrieren uns auf die Kernfächer, aber du kannst mir gern deine Chemieunterlagen zeigen, wenn du Fragen hast. Schreiben dürft ihr heute aber tatsächlich.« Er dreht sich zur Tafel um und schreibt die Worte *Innerer Monolog* an und erklärt, was darunter zu verstehen ist. Dann teilt er linierte Papierbögen aus.

»Schreibt einen Brief an eure Essstörung«, sagt er. »Ob ihr noch an ihr hängt und warum, oder ob sie euch nervt. Ob ihr Angst habt, sie zu überwinden und vor dem, was danach kommt. Lasst euren Gedanken freien Lauf.«

»Müssen wir hinterher unsere Texte vorlesen?«, will Tilia wissen.

»Das ist freiwillig«, antwortet Herr Friedmann und wirft einen Blick auf seine Smartwatch. »Ihr habt die ganze Stunde Zeit, das müsste genügen. Anschließend ist Frühstückspause.«

»Wir haben schon gefrühstückt«, protestiert Tilia. »Dürfen wir stattdessen weiterschreiben, wenn wir noch nicht fertig sind?«

»Das zweite Frühstück gehört zu unserem Essensplan«, erwidere ich. »Das weißt du genau. Hängt doch in jedem Zimmer an der Pinnwand.«

»Klugscheißer«, zischt Tilia.

»Jasper hat recht«, sagt Herr Friedmann. »Die Frühstückspause findet statt. Wenn ihr anschließend noch Zeit braucht, dürft ihr selbstverständlich noch weiterschreiben.«

Danach versuchen wir alle, uns in unsere Aufgabe zu vertiefen. Verstohlen blicke ich zu Rosanna und stelle fest, dass sie bereits eifrig schreibt. Auch Tilia füllt ihr Blatt mit einer winzigen, steilen Schrift. Eva scheint nach kurzer Zeit bereits halb fertig zu sein.

Also schreibe auch ich unter meinen Namen und das Datum von heute:

*Liebe Anorexia nervosa,*

*vielen Dank, dass du mich hierher gebracht hast. Ich hoffe, es geht dir schlechter als vorher, denn mir geht es immer besser.*

*Ich hoffe, du bist nicht eifersüchtig, wenn ich dich ab und zu allein lasse. Lieber als mit dir bin ich jetzt mit meinen neuen Freunden zusammen. So ist es nun einmal: Früher oder später musst du gehen. Das ist Gesetz in dieser Klinik. Wenn ich zunehme, nimmst du ab. Wenn ich stärker werde, wirst du schwächer. Der Hulk in mir kämpft gegen dich.*

*Bevor ich herkam, hast du mir das Fleisch von den Knochen gefressen. Wegen dir wäre ich fast verhungert. Jetzt kannst DU hungern, Anorexia. Friss doch Luft, das findest du doch so toll. Ich esse lieber leckere, gesunde Sachen und auch mal was Süßes. Geh woanders hin, oder noch besser: Geh nirgendwo hin. Auch nicht zu Felipe und nicht mal zu Tilia. Lass sie endlich los! Lass uns alle frei!*

*Schönen Gruß auch an deine beste Freundin, die Bulimie. Die kann sich auch verpissen. Sonst kriegt sie es mit mir zu tun, denn ich werde Rosanna gegen sie verteidigen, so gut ich kann.*

*Du brauchst gar nicht so zu grinsen. Ich weiß, dass du mich immer noch verfolgst und jede Nacht in meinem Bett liegst. Du stehst mit mir vor dem Spiegel und auf der Waage und flüsterst mir ins Ohr, wie fett ich bald sein werde. Aber ich werde nicht fett. Stark und gesund sein, das werde ich. Also pass auf, mit wem du dich anlegst!*

*Viele Grüße von Jasper.*

»Was für eine außergewöhnliche, kräftige Sprache«, lobt mich Herr Friedmann, nachdem ich meinen Text vorgelesen habe. »Beim Zuhören spürt man deine Entschlossenheit, die Magersucht zu überwinden. Aber dein Text zeigt auch, welche inneren Kämpfe noch in dir toben. Genau das ist es, was den inneren Monolog ausmacht: Er verdeutlicht, was in der Person vorgeht. Was sie sich wünscht, welche Zweifel sie hat. Und er macht Entscheidungen nachvollziehbar. Sehr schön, Jasper! Wer möchte noch vorlesen?«

»Ich bin noch nicht fertig«, antwortet Rosanna.

»Ich auch noch lange nicht«, sagt Tilia. Eva meldet sich.

»Ohne dich, geliebte Magersucht, habe ich vielleicht nichts mehr, woran ich mich festhalten kann, wenn wieder einmal die ganze Welt gegen mich ist«, liest sie vor.

Das kennen wir wohl alle. Wenn nichts mehr geht, geht wenigstens noch das Hungern. Oder das Kotzen oder Fressen, wie bei Rosanna und Alwin.

Die Aufgabe hat mir Spaß gemacht, mich aber auch gefordert. Noch ehe es zur Frühstückspause klingelt, knurrt mir der Magen. Erleichtert hole ich mit dem Signal meine Brotbox aus dem Rucksack. Auch Eva und die beiden anderen Mädchen aus unserer Klasse fangen an zu essen. Nur Tilia schreibt weiter, tief über ihr Blatt gebeugt, als hätte sie das Klingeln nicht gehört. Herr Friedmann ruft sie auf.

»Ich habe nichts dabei«, behauptet sie, ohne aufzublicken.

»Wir haben im Speisesaal unsere Brote für die Schule zubereitet«, erinnert Eva sie. »Du auch, ich hab's genau gesehen.«

»Na und? Vielleicht habe ich sie im Zimmer vergessen?«

»Ich leider auch«, seufzt Rosanna.

»Wenn wir jetzt über den ganzen Hof latschen und wieder zurück, nur um unser Frühstück zu holen, ist die Pause um. Rosanna und ich werden schon nicht gleich umkippen. Essen wir eben heute Mittag mehr.«

»So kommt ihr mir nicht davon.« Herr Friedmann holt je zwei Bananen, Müsliriegel und Trinkpäckchen aus seinem Schrank und legt sie vor Rosanna und Tilia auf den Tisch. »Einen guten Appetit wünsche ich.«

Tilia verdreht die Augen. Als Herr Friedmann kurz wegschaut, um sich einen Kaffee aus seiner Thermosflasche einzuschenken, lässt sie ihre angebissene Banane in der Tasche verschwinden. Die Schale jedoch bringt sie zum Müllkorb. Ich sehe genau, dass Rosanna sie mit ihrem Blick verfolgt. Tilia hat weiter abgenommen, und Rosannas Augen wandern von ihrem Bauch, der sich nach innen wölbt, über ihre Bleistiftbeine, die nicht mal ihr weiter Rock richtig verbergen kann. Sobald Tilia wieder sitzt, schlingt Rosanna ihr Frühstück hinunter. Gleich danach jedoch verschwindet sie auf dem Flur. Ich frage Herrn Friedmann, ob ich ebenfalls zur Toilette darf, und folge ihr. Sobald wir außer Hörweite sind, packe ich Rosanna am Arm und halte sie fest.

»Was soll das?«, giftet sie mich mit ihrer Ratterstimme an. »Lass mich los, Jasper.«

»Träum weiter. Ich will nicht, dass du kotzen gehst«, erwidere ich. »Weißt du nicht mehr? Wir wollen es doch schaffen, alle zusammen.«

»Und dann? Gehe ich als Elefantenkuh zur Schule zurück und lasse mich wieder auslachen? Vergiss es. Nie wieder will ich das erleben.« Sie schüttelt meinen Arm ab, stürmt ins Mädchenklo und riegelt sich ein. Ich bleibe stehen, obwohl ich nicht hören will, wie sie würgt und sich quält. Ich bin doch ihr Freund.

Wir reden kein Wort miteinander, während wir zurück in die Klasse gehen.

Später in der Hofpause spiele ich Frisbee mit Felipe und Alwin, das lenkt ab. Als ich einmal die Scheibe aus der Hecke fischen muss, treffe ich erneut Herrn Friedmann, der Hofaufsicht hat. Er winkt mich zu sich heran.

»Du siehst bedrückt aus, Jasper«, sagt er. »Das ist mir vorhin schon aufgefallen. Rosanna liegt dir am Herzen, nicht wahr?«

Ich blicke auf meine Schuhe und dann wieder zu ihm. »Sie ist ganz anders, wenn Tilia in der Nähe ist. Angeblich sind sie befreundet. Aber kaum taucht Tilia auf, fängt Rosanna wieder mit dem Übergeben an und ist mies drauf. Dabei kann sie auch ganz anders sein.«

»Das dachte ich mir«, sagt er. »Tilia ist noch sehr instabil. Mit ihrem Verhalten gefährdet sie sich selbst und Rosanna.«

»Bitte, verraten Sie mich nicht«, flehe ich.

»Mach dir keine Sorgen. Du hast nichts ausgeplaudert, was wir im Team nicht längst geahnt haben. Und das würde ich den Mädchen auch jederzeit so bestätigen.« Er nickt mir zu, dann lässt er seinen Blick wieder über den Hof schweifen wie ein doppelter Suchscheinwerfer. Ich packe die Frisbeescheibe fester und renne zurück zu Felipe und Jesper. Im Mund fühle ich noch den Geschmack meines Körnerbrötchens vom Frühstück. Und fühle mich leichter.

*

Liebe Mama,

heute ist alles Mist. Ich will nach Hause und in deinen Arm und wieder klein sein, so klein wie Mariella. Warum geht das nicht? Erwachsen werden ist bescheuert.

Deine Rosanna

# FELIPES ANGST

Am Nachmittag regnet es. In unserem Badezimmer zupft Felipe an seinen Haaren herum und betrachtet sich von allen Seiten. Er scheint zu glauben, ich bemerke es nicht, aber da er die Tür einen Spalt offen gelassen hat, sehe ich alles genau. Übermorgen ist es so weit: Er wird entlassen. Auf seinem Bett liegen seine Klamotten wild verstreut, weil er immer wieder ein- und auspackt. Ich will noch gar nicht daran denken, wie es ohne ihn hier werden soll. Zum Glück gibt es noch Alwin.

»Du bist schön genug«, sage ich und lasse meinen Hulk mit einem Kopfsprung vom Nachttisch auf die Bettdecke plumpsen. »Lass uns lieber eine Partie Schach spielen. Wenn du weg bist, habe ich keinen ebenbürtigen Gegner mehr.«

»Ich bin viel zu nervös. Du setzt mich in fünf Zügen matt«, erwidert er.

»Vielleicht auch in drei«, erwidere ich. Felipe stöhnt.

»Geh schon mal runter in den Aufenthaltsraum. Ich komme nach, sobald ich hier fertig bin. Nimm das Spiel mit, du findest bestimmt ein Opfer.«

Neben dem Schachspiel nehme ich auch noch die Kiste

mit Laptop, Sampler und Boombox mit, um endlich mit Alwin an ein paar Sounds zu arbeiten. Uns fehlt nur ein Ort, wo wir in Ruhe tüfteln können.

Ich klopfe an Alwins Zimmertür, er kommt auch sofort raus. Im Aufenthaltsraum setzen wir uns so, dass der Bildschirm nicht sofort für jeden einsehbar ist, der den Raum betritt. Dann setzen wir uns Kopfhörer auf. Doch noch ehe ich das Programm starten kann, kommen Rosanna und Tilia herein. Rosanna baut sich mit verschränkten Armen vor uns auf, Tilia sieht aus, als sei sie kurz davor, mich anzuspucken.

»Na, Petze«, beginnt sie und schubst mich gegen die Schulter. »Hat es dir Spaß gemacht, mich bei Herrn Friedmann zu verpfeifen? Fühlst dich jetzt als Held, wie?«

Ich klappe den Laptop zu und setze meine Kopfhörer ab. »Wieso Held«, stammele ich. »Du hättest dir denken können, dass er es nicht durchgehen lässt, das zweite Frühstück zu überspringen.«

»Wir haben dich auf dem Schulhof gesehen«, erwidert Tilia. »Und mittags hat Linda meine Eltern angerufen und gedroht, mich abholen zu lassen.«

»Das wollte ich nicht«, beteuere ich. »Aber ich will auch nicht, dass ihr wieder hungert. Beide.« Bei den letzten Worten sehe ich Rosanna beschwörend in die Augen.

»Seit wann bestimmst du, was ich esse?« Tilia lässt nicht locker. »Müsliriegel, ja? Was ist, wenn ich eine Nussallergie habe? Bei dem Zeug weiß man nicht, was alles drin ist.«

»Ich wollte nicht, dass du rausfliegst. Aber du …«

»Pech gehabt, du wirst mich nicht los«, unterbricht mich Tilia. »Ich habe Linda vorhin versprochen, mich an die Essensregeln zu halten. Das hätte ich auch ohne deine Einmischung getan, *Pancake*.« Sie spricht meinen Spitznamen aus wie ein Schimpfwort. Dann dreht sie sich um und zieht Rosanna mit sich. »Wie dämlich kann man sein«, höre ich Tilia noch flüstern. Rosannas Antwort verstehe ich nicht mehr.

»Verflixt«, murmele ich. »Bei Rosanna habe ich wohl auch verschissen.«

»Und wenn schon«, sagt Alwin. »Die haben alle beide den Schuss nicht gehört. Warum sind wir noch mal hier? Ach ja, gesund werden. So wird das bei denen nichts. Aber dann ist es nicht deine Schuld.«

Wir versuchen, uns auf das Musikprogramm zu konzentrieren.

Ich spiele Alwin ein paar Beats vor und lasse den Sound eines Tischtennisballs in verschiedenen Tonleitern laufen. Auf der Tastatur spiele ich ein paar Akkordfolgen.

»Kannst du richtig Klavier spielen?«, fragt Alwin.

»Mit acht oder neun Jahren hatte ich mal Keyboardunterricht. Da durfte ich aber nur alte Volkslieder spielen und habe nie geübt. Also haben meine Eltern mich wieder abgemeldet. Einen neuen Lehrer wollte ich nicht. Seitdem klimpere ich nur herum.«

»Quatsch, du bist gut«, meint Alwin. »Viele Musiker bringen sich alles selber bei. Gib nicht auf!«

»Und du? Hast du Gesangsunterricht?«

»Ich will unbedingt, sobald ich entlassen bin. Wenn ich singe, bin ich in einer anderen Welt.«

An diesem Abend gelingt uns jedoch nichts, so sehr wir es auch versuchen. Alwin traut sich nicht, im Aufenthaltsraum zu singen, und ich verspiele mich bei den einfachsten Melodien. Nach einer halben Stunde fahren wir das Programm herunter und stehen auf.

Auf dem Weg zurück ins Zimmer muss ich wieder an Rosanna denken. Ich nehme mir vor, nur schnell meine Jacke zu schnappen und rauszugehen. Vielleicht treffe ich sie bei unserer Bank. Meinetwegen kann sie sogar wieder der Füchsin ihr Abendessen geben. Hauptsache, sie kommt ohne Tilia und redet mit mir.

Aber dann treffe ich im Zimmer einen aufgelösten Felipe an. Statt zu packen, liegt er unter der Decke und kaut auf dem Eckzipfel seines Kopfkissens herum. Ich begreife sofort. So sehr er sich vorher auf seine Entlassung gefreut hat, so viel Angst davor hat er jetzt. Noch während ich überlege, ob ich mit ihm rausgehen soll, statt alleine nach Rosanna zu suchen, klopft es an unserer Tür.

»Jetzt nicht«, ruft Felipe mit kratziger Stimme.

»Ich bin's, Linda«, dringt die Stimme unserer Betreuerin durch die geschlossene Tür.

»Kuckuck, Kuckuck«, singe ich leise, ihren Tonfall nachahmend. Jetzt muss Felipe doch lachen und schnaubt schnell in sein Taschentuch. Dann rufen wir Linda herein. Sie steckt aber nur ihren Kopf durch den Türspalt. Hastig setzt sich Felipe auf.

»Ihr zwei Hübschen! Habt ihr schon überlegt, was es morgen Abend zum Abschiedsessen geben soll? Nach der Gruppentherapie könnt ihr dafür einkaufen gehen.«

Wir versprechen ihr, spätestens beim Frühstück Bescheid zu sagen. Sobald sie wieder draußen ist, lässt sich Felipe zurück auf sein Kissen fallen.

»Am liebsten würde ich gar nichts essen«, stöhnt er. »Aber wenn ich ihr das stecke, lässt sie mich übermorgen nicht gehen.«

»Was hältst du von einem Lagerfeuer?«, frage ich ihn. »Das haben wir mal auf unserer Klassenfahrt gemacht, und dabei Stockbrot und Schaumbonbons geröstet.«

»Solange ich hier bin, habe ich das noch bei keinem Abschied erlebt«, erwidert er. »Vielleicht ist Feuer hier verboten.«

Er steht auf, nimmt einen Stapel Hosen vom Bett auf und legt ihn in seinen Koffer.

»Warst du jahrelang hier?«, frage ich und reiche ihm die Shirts, die daneben liegen. »Vielleicht wollten die anderen lieber ein Büfett, oder es wurde gegrillt.«

Eine halbe Stunde lang packen wir schweigend. Dann spielen wir doch noch eine Partie Schach. Es bleibt ewig unentschieden, bis wir entnervt aufgeben. Als wir später in unseren Betten liegen, sehe ich im Schein der Laterne vor unserem Fenster, dass Felipe wieder an seiner Kissenecke zwirbelt. Auch ich brauche lange, bis ich einschlafen kann.

*

Hallo Papa,

wenn ich wieder zu Hause bin, so wie Felipe, will ich mehr von dir haben. Ich weiß nur nicht, wie ich es dir sagen soll. Ich finde es so schwierig, groß zu werden. Ich kann einen langen Brief an meine Magersucht schreiben, aber kein Wort an dich. Ich kann mit einem Mädchen befreundet sein, das manchmal echt zickig ist, aber weiß nicht weiter, sobald sich jemand zwischen uns drängt. Wie macht man das? Wie wird man ein Mann? Zeigst du es mir, so wie du es Justus zeigst?

Dein Jasper

# DAS LAGERFEUER

Die Idee, an Felipes Abschiedsabend Stockbrot am Lagerfeuer zu essen, gefällt allen, auch Linda.

»Natürlich hat es so was hier schon gegeben«, sagt sie. »Nach der Gruppentherapie könnt ihr gleich anfangen, Holz zu sammeln. Danach bereiten wir den Hefeteig zu.«

»Wir werden hier selber noch zum Teig«, zischt Tilia so laut, dass alle am Frühstückstisch es hören können. »Hefeteig, Kloßteig, gefüllt mit Süßkram oder Speck, bis wir hier rausrollen, weil wir nicht mehr gehen können.«

»Hör auf«, motzt Felipe zurück und steht von seinem Stuhl auf. Er beugt sich leicht vor, als ob er Tilia quer über den Tisch eine scheuern möchte. »Halt einfach mal deine Fresse, statt immer so hirnverbranntes Zeug zu labern!«

»Felipe«, mahnt Linda. »So kommen wir nicht weiter, setz dich bitte wieder hin.«

»Er hat aber recht«, mische ich mich ein, meinen Blick auf Rosanna gerichtet. Sie ist immer noch stumm, ganz anders als am Anfang. Was gäbe ich darum, endlich einmal ihre Meinung zu all dem zu hören, was Tilia hier von sich gibt. Und wenn es mit ihrer Ratterstimme ist, ihrem Wortgewitter. Alles wäre mir lieber als diese schweigsame Rosanna, die sich von Tilia so einschüchtern lässt. Sie weicht meinem Blick aus. Bald, bald, bald muss ich sie allein erwischen, unbedingt.

Linda setzt Felipe und Tilia um, sodass sie sich nicht mehr direkt anschauen können. Trotzdem bleibt die Stimmung beim Essen angespannt.

Auch hinterher ändert sich nicht viel daran. Frau Suriyani runzelt bereits die Stirn, als wir wenig später in den Therapieraum kommen. Sie hat Stühle im Kreis aufgestellt, auf die wir uns setzen sollen. Missmutig tun wir, was sie sagt.

»Heute scheint ihr mir etwas durch den Wind zu sein«, sagt sie. »Nein, widersprecht nicht, Linda hat es auch gesehen. Das ist ganz normal. Im Heilungsprozess bei einer psychischen Erkrankung geht es nicht immer nur aufwärts. Es gibt auch Rückschläge. Dann ist es wichtig, sich an Gutes zu erinnern.« Sie hält ein Wollknäuel in der Hand und wickelt sich das Ende des Fadens um ihr Handgelenk. »Deshalb nennt jeder von euch jetzt bitte etwas, das ihr heute oder in den letzten Tagen *Schönes* erlebt habt. Es kann ein Erlebnis oder ein kleiner Erfolg sein, eine Begegnung oder Freizeitbeschäftigung, die euch gefreut hat. Die angenehm war. Ihr werdet bestimmt etwas finden. Nur Mut!«

Frau Suriyani wirft das Knäuel zu mir.

»Ich hab mich mit Alwin angefreundet«, sage ich. »Er ist so cool. Aber Felipe geht morgen. Ich freue mich für ihn, aber er wird mir fehlen.« Ich werfe weiter zu Tilia.

»Ich kann meinen Namen tanzen, wenn Sie das wollen«, sagt sie zu Frau Suriyani. »Dabei verbrauche ich wenigstens ein paar Kalorien.«

»Komm, Tilia.« Unsere Therapeutin lächelt sie geduldig an. »Irgendetwas gibt es sicher auch bei dir, das nett war. Denk noch mal nach.«

Tilia hält das Knäuel lange in der Hand. Ganz kurz streift mich ihr Blick.

»Na gut: Ich habe eine Fuchsfamilie gesehen«, sagt sie. »Vor ein paar Tagen, es war schon fast dunkel draußen. Die Tiere waren kein bisschen scheu.«

Ich starre sie an. Wieso Füchse, dafür kommt nur eine Stelle infrage, und die Stelle gehört Rosanna und mir.. Es kann einfach nicht sein. Der Rest der Therapiestunde rauscht an mir vorbei. Hinterher schickt uns Frau Suriyani nach draußen, damit wir uns bewegen. Rosanna und Tilia eilen Arm in Arm auf den Ausgang zu. Ich stürme hinterher und packe Rosanna am Ellbogen. Tilia verkrümelt sich. Offenbar sehe ich wirklich wütend aus.

»Warum hast du nichts gesagt?«, frage ich, sobald sie außer Hörweite ist. »Seit Tagen warte ich darauf, dass wir uns wieder beim Loch im Zaun treffen. Die Füchse waren unser Geheimnis. Und dann verrätst du sie ausgerechnet Tilia?«

»Jetzt komm mal runter,« Rosanna schüttelt meinen Arm ab. Dann senkt sie ihre Stimme. »Du weißt doch, der Schatten neulich, als wir zu viert unterwegs waren. Das war Tilia. Ganz oft geht sie irgendwohin, wo keiner sie beobachten kann, und treibt heimlich wie besessen Sport. Ich habe sie erkannt und später zur Rede gestellt. Sie hat alles zugegeben. Die Füchse hat sie von ganz allein entdeckt, so zutraulich sind sie inzwischen. Ich habe ihr nichts verraten.«

»Ach du Schreck.« Ratlos zupfe ich an meinen Haaren herum. »Das wird immer schlimmer mit ihr. Heimlich turnen geht gar nicht, das musste ich schon am ersten Tag schlucken. Nicht mal meinen Schrittzähler durfte ich behalten. Hat sie dich erpresst, dass du dichthältst?«

»Sie hat mir versprochen, aufzuhören. Mir vertraut sie noch am ehesten.«

»Aber seit du mit Tilia abhängst, bist du nicht mehr dieselbe.«

»Wenn ich sie auch noch hängen lasse, wird es nie besser.«

»Sie wird nicht hängen gelassen. Linda und Frau Suriyani kümmern sich um sie. Hör zu. Ich will ja Tilia einbeziehen bei uns. Sie kann mitmachen, wenn wir das nächste Mal in den Wald gehen, und auch bei allem anderen, was uns noch einfällt. Aber dann muss sie aufhören, dich immer von uns wegzuziehen, alles hinter unserem Rücken zu machen und ständig gehässige Antworten zu geben.«

»Sie kann auch nett sein. Beim Gummitwist hat sie mir viele Tricks gezeigt«, antwortet Rosanna. »Und ein paar Ballettübungen.«

»Dann rede mit ihr. Diese falsche Art von Tilia geht gar nicht.«

»Versuchen kann ich es ja. Aber besonders wild auf eure Bande ist sie nicht.«

»*Unsere* Bande«, verbessere ich. »Es ist auch deine, vergiss das nicht. Für die paar Monate, die wir alle hier sind, muss Tilia uns nehmen, wie wir sind.«

Ich sehe, wie es in Rosannas Hirn rattert. Sehe ihre Zweifel, aber auch wie sehr sie sich wünscht, wir könnten alle miteinander befreundet sein. Dann entfährt ihr ein Seufzer.

»Die Fuchsbabys sind fast erwachsen«, sagt sie. »Bald gehen sie ihre eigenen Wege. Wenn du noch willst, besuchen wir sie ein letztes Mal zusammen. Logisch bin ich dort am liebsten mit dir.«

Noch ehe wir uns fest verabreden können, kommt Linda den Gang hinunter und geradewegs auf uns zu. »Hier seid ihr«, sagt sie. »Soll das Lagerfeuer ausfallen, weil keiner etwas dafür tut? Du kennst dich doch mit Hefeteig aus, Jasper. Kommst du mit?«


Abends am Lagerfeuer werden wir alle ruhiger. Vom Holzsammeln und Teigzubereiten sind wir schon etwas müde. Außer meinen Freunden und mir sind auch viele andere Kinder und Jugendliche hier. Jeder, der Lust hat, darf an Felipes Abschiedsabend dabei sein, so ist es in der Klinik üblich. Mark kommt herum und reicht jedem von uns einen Becher heißen Punsch, der nach Äpfeln, Zimt und Vanille duftet. Er schmeckt ungewohnt süß, aber lecker und wärmt klasse durch. Nur Tilia, die sich neben mich gesetzt hat, nippt tröpfchenweise an ihrem Becher. Bald wird ihr Getränk kalt sein. Immerhin hat sie sich zu uns gesetzt und stänkert nicht mehr.

Eines der älteren Mädchen fängt an, Gitarre zu spielen und stimmt englische Lieder dazu an, deren Texte ich nicht kenne. Mir ist nicht nach Singen zumute. Nicht einmal Alwin nutzt die Gelegenheit, um zu zeigen, was er draufhat.

Rosanna, Felipe und er rücken dichter an Tilia heran.

»Was war denn bei dir?«, fragt Felipe leise, an Tilia gerichtet. »Also, warum hast du angefangen zu hungern?«

»Ganz einfach: Ich wollte abnehmen«, antwortet Tilia. »Schlank werden.«

»Du weißt doch, was er meint«, sagt Alwin. »Die Essstörung haben wir alle, weil irgendwas anderes in unserem Leben schiefgelaufen ist. Ich hab hier durch die Therapie kapiert, dass meine Speckschicht so was wie eine Schutzmauer ist. Die habe ich durch meine Essanfälle aufgebaut, um nicht zu merken, wie sehr mich die Scheidung meiner Eltern stresst. Bei Pancake war es die Konkurrenz zu seinem Bruder und der blöde Spruch von seinem Kinderarzt, bei Felipe sein übertriebener Ehrgeiz im Sport. Rosanna hat dir von sich bestimmt längst selber alles erzählt.«

Tilia zögert. Linda kommt herum und drückt jedem von uns einen langen, mit Brötchenteig umwickelten Holzstab in die Hand. Tilia hält ihren übers Feuer, genau wie alle anderen.

»Ich kann noch nicht darüber reden«, sagt sie schließlich mit gequetschter Stimme. »Ich bin nun mal kein Sonnenschein, den jeder gern hat, sondern habe Ecken und Kanten. Vielleicht erzähle ich es später mal.«

Rosanna legt ihren Arm um Tilias Schultern. »Soll ja kein Zwang sein«, sagt sie. »Hauptsache, wir streiten uns nicht mehr so viel.«

Tilia lehnt ihren Kopf an Rosannas Schulter, endlich. Felipe räuspert sich und nimmt noch einen Schluck Punsch.

»Ich will gar nicht von euch weg«, sagt er. Das Heisere in seiner Stimme hat er nicht wegbekommen. »Gerade jetzt, wo wir alle so cool zusammenhalten. Aber ich freue mich auch auf zu Hause. Und auf alles, was kommt.«

»Ich will dich bald im Theater sehen«, erinnert Alwin ihn. »Oder auf der Kinoleinwand.«

»Außerdem kannst du trotzdem in unserer Gang bleiben«, schlägt Rosanna vor. »Wir schreiben uns, machen Video-Calls. Und besuchen kannst du uns hier auch.«

Felipe sieht sie dankbar an. Ich weiß nicht, ob sich nur das Lagerfeuer in seinen Augen spiegelt, oder ob er sich in diesem Moment in Rosanna verknallt. Das müsste jetzt dieser Volkan sehen, der sie so verarscht hat.

»Super«, sagt Felipe. »Wir halten zusammen! Wir sind die coolste Essstörungsgang aller Zeiten. Egal, wo wir sind und was passiert. Dabei?« Er hebt seine freie Hand, damit wir unsere darauflegen können. Rosanna lässt ganz kurz Tilia los, weil sie in der anderen Hand ihr Stockbrot hält.

»Wir sind dabei. Für immer«, sagen wir zu viert gleichzeitig. Tilia schweigt, nickt aber.

Inzwischen sind unsere Stockbrote von allen Seiten gebräunt. Meins ist sogar an einer Stelle etwas verkohlt. Aber als ich abbeiße, habe ich das Gefühl, noch nie so etwas Leckeres gegessen zu haben. Dann sucht Rosanna meinen Blick. Mit einer winzigen Kopfbewegung deutet sie auf Tilia. Sie beißt ein ganz normales Stück von ihrem Stockbrot ab, kaut gründlich und schluckt. Mit einem größeren Schluck Apfelpunsch spült sie nach, dann nimmt sie noch ein Stück. Rosanna seufzt.

»Manche Momente sollten niemals aufhören«, sagt sie.

*

7., 6., 5., 4., 3., 2., 1. ... zurück auf Platz 7?
Ich bin, wie ich bin. Nicht, wie ihr mich haben wollt. Wenn es nur nicht so wehtun würde ... Tilia

# JUNGE FÜCHSE

Am nächsten Morgen reist Felipe ab. Als ich ohne ihn in mein Zimmer gehe, bricht trotz meiner anderen Freunde die Leere über mir zusammen. Auf Felipes Bett liegen die abgezogene Decke und das Kopfkissen von der Klinik; sein kaputt gedrehtes mit dem Foto seiner Mutter drauf hat er mitgenommen. Sein Kleiderschrank steht offen, ein paar Bügel sind zu Boden gefallen, ich hebe sie auf und hänge sie wieder hin.

Ich kann mir noch gar nicht vorstellen, mit einem neuen Jungen hier zu wohnen. Wie wird er sein, jünger als ich oder älter? Werden wir uns verstehen? Heute früh beim Wiegen hatte ich schon vier Kilo mehr als bei meiner Ankunft. Wenn mein neuer Mitbewohner auch Magersucht hat, ist er natürlich dünner als ich. Vielleicht findet er mich fett. Ich taste meine Arme und Beine ab, eigentlich wollte ich nicht nur zunehmen, sondern auch muskulöser werden. Viel merke ich davon nicht. Das Fleisch unter meiner Haut fühlt sich immer noch zu weich an. Das Frisbeespielen hat zwar ein bisschen was gebracht, aber am nächsten Wochenende zu Hause werde ich neben Justus wieder wie eine Teigrolle aussehen.

Niemand sieht mich hier. Keiner darf reinkommen, ohne anzuklopfen. Genau wie an meinem ersten Tag kann ich im Zimmer Sport treiben, Sit-ups, Kniebeuge und Liegestütze. Nur für die Muskeln, nicht um abzunehmen. Jetzt habe ich mehr Platz als damals, weil ich mich nicht im Bad verstecken muss. Bis hier wieder jemand einzieht, habe ich das Bad für mich.

Plötzlich jedoch höre ich, wie jemand von draußen meinen Namen ruft und eile zurück ins Zimmer und ans Fenster. Davor steht Alwin und schaut zu mir hoch.

»Warst du wieder Joggen? Wieso hast du mich nicht gefragt, ob ich mitkommen will?«, rufe ich zu ihm hinunter.

»Darfst du denn?«, fragt er zurück. Statt einer Antwort gebe ich ihm ein Zeichen, dass er hochkommen soll. Zwei Minuten später steht er verschwitzt im Raum. Rasch schließe ich das Fenster, damit Alwin sich nicht erkältet.

»Komisch ohne Felipe«, bemerkt er, nachdem er sich umgesehen hat. »Aber wie wäre es, wenn ich bei dir einziehe? Hier könnten wir in Ruhe Musik machen.«

Ich springe in die Luft. »Genial! Warum bin ich nicht längst darauf gekommen? Aber was wird dein Zimmernachbar dazu sagen?«

»Wir verstehen uns nicht besonders. Komm, wir fragen unsere Betreuer!« Alwin ist schon an der Tür. Zum Glück sind Mark und Linda schnell überzeugt, sie freuen sich sogar über unsere Idee. Eilig holen wir Alwins Sachen aus seinem Zimmer und schleppen alles zu mir. Sobald er sich bei mir eingerichtet hat, stelle ich meinen Laptop und Sampler auf den Tisch, schließe alles an die Boombox an und starte das Musikprogramm.

»Warte«, sagt Alwin. »Erst muss ich mich einsingen.« Er holt tief Luft, dann singt er Tonleitern und ein paar Melodiefolgen. Er killt mich wieder mit seiner Stimme. Danach setzt er sich neben mich. Zusammen probieren wir Klänge aus, setzen Schlagzeugspuren zusammen und erfinden Melodien. Alwin singt Quatschtexte dazu. Ich hole meinen Schreibblock aus dem Rucksack und notiere ein paar Ideen. Richtig gut werden die Zeilen noch nicht, aber es macht Spaß. Zum Schluss singt Alwin mir noch seinen Lieblingssong vor; »Einmal um die Welt« von Cro.

»Ernsthaft?«, frage ich ihn. »Der Song ist so alt, da waren wir noch nicht mal geboren.« Aber dann klicke ich im Internet doch das Video dazu an und bin verliebt. Die Kinder darin zeigen mir, wie unser Leben aussehen könnte, wenn wir unsere Krankheiten los sind und wieder alles erleben können, alles. Das Mädchen darin erinnert mich an Rosanna, die im Video ist allerdings kleiner und jünger. Aber genau das will ich mit Rosanna auch: gegenseitig am Eis naschen, zusammen in der Stadt herumstromern, Taschengeld für jeden Quatsch ausgeben. Auf den Rummelplatz gehen und Zuckerwatte essen, danach alle Karussells ausprobieren. Bäuchlings auf dem Skateboard fahren, übermütig von der Schaukel springen. Verrückte

Klamotten anprobieren und verkleidet auf die Straße gehen, auch wenn gar kein Karneval ist. Auf einer alten Burg tanzen. Seifenblasen pusten und Drachen steigen lassen. Ein bisschen verschossen sein. Hand in Hand durch einen Park rennen. Alles, was bei den beiden Film-Kids so cool aussieht, erst recht auch mit Alwin machen. Endlich wieder wir selbst sein. Kinder, fast Jugendliche, die den ganzen Essstörungs-Mist hinter sich lassen. Genau das sage ich auch zu Alwin.

»Und berühmt werden«, fügt er für sich selbst hinzu.

Eine Weile komponieren wir noch, dann ist es Zeit für die Bewegungstherapie. Jetzt, wo Felipe nicht mehr da ist, übt Mark mit mir Frisbeespielen, auch ein paar ältere Jungs machen mit. Ich bin gut wie nie. Mit diesem Gefühl, endlich wieder richtig leben zu wollen, möchte ich so gern Rosanna anstecken. Ich sehe uns beide vor mir, ganz oben in einer Riesenradgondel im Sonnenschein, und jeder von uns hält ein Eis oder Zuckerwatte in der Hand. Das ist mein Traum. Sobald ich den Mut dazu finde, werde ich sie fragen.

Als wir beim Sportplatz ankommen, übt sie gerade, auf einem Waveboard zu fahren und lacht, als sie schwankt und abspringen muss. Während sie wieder aufsteigt, rennt Tilia grußlos an ihr vorbei und auf das Netztrampolin zu. Ich beobachte sie. Zu Hause springe ich manchmal in unserem Freibad auf einem solchen Trampolin, es fühlt sich fast an wie Fliegen. Aber Tilia fliegt nicht. Ihr Gesicht ist verzerrt, als sei sie furchtbar wütend. Sie versucht einen Salto, der ihr nicht gelingt und kneift ihr Gesicht noch verbissener zusammen. Ihre Augen glitzern, als ob sie fast weint. Erst nach einer gefühlten Ewigkeit lässt sie sich auf die Sprungfläche fallen, federt in den Stand und klettert herunter. Alwin wartet bereits darauf, dass er drankommt.

»Bitte«, sagt Tilia und wirft ihm einen spöttischen Blick zu. »Aber leiere es nicht aus.« Dann wendet sie sich ab, um den Sportplatz zu verlassen.

Doch Mark ist schneller. Er nimmt sie am Arm und führt sie ein paar Meter von uns anderen fort, wo er eindringlich auf sie einredet. Ein paar Minuten später kehren sie zurück, doch Tilia macht nicht mehr mit, sondern setzt sich stumm auf eine Bank. Rosanna sieht mich an, ich nicke ihr zu. Sie setzt sich links, ich rechts von Tilia.

»Ich mag Sport auch nicht besonders«, sage ich. »Außer Frisbee. Aber was macht dir denn Spaß? Rosanna tanzt gerne, ich versuche am PC Songs zu schreiben. Von dir wissen wir kaum was.«

»Weil es nichts gibt«, erwidert sie, ohne mich oder Rosanna anzusehen. »Meine Leidenschaft ist das Hungern, und so wird es auch bleiben. Ich lasse mich nicht einlullen wie ihr. Und jetzt will ich allein sein.«

Rosanna und ich stehen auf. »Du bist nicht alleine, Tilia«, sagt sie. »Auch wenn wir dich in Ruhe lassen.«

Ziemlich bedrückt bringen wir die Stunde zu Ende.

Meine Frisbeescheibe landet so blöd versteckt in den Sträuchern, dass ich zehn Minuten lang danach suchen muss. Rosanna probiert ohne Freude das Trampolin aus. Zum Glück bleibt wenigstens Alwin cool. Gerade lässt er sich von Mark zeigen, welche Übungen er machen kann, um etwas Bauchfett zu verlieren. Danach joggt er noch ein paar Runden um den Platz.

»Heute Abend bei den Füchsen?«, frage ich Rosanna.

Wir treffen uns zur üblichen Zeit. Dieses Mal haben wir Linda gefragt, ob wir etwas zu fressen für die Tiere mitnehmen dürfen.

»Die Füchse finden draußen genug«, hat sie gesagt. »Aber wenn es euch Freude macht, nehmt ihnen ein paar Apfelschnitze mit.«

Wir müssen nicht lange warten. Bereits nach kurzer Zeit erscheint die Fähe, und dicht an sie gedrängt zwei schon ziemlich große Fuchswelpen. Mit vorsichtigen Bewegungen werfen wir ihnen unsere Apfelstücke zu. Die Fähe stürzt sich gierig darauf, ihre Kinder machen es ihr nach.

»So niedlich«, sage ich, und wir sehen ihnen weiter zu. Irgendwie sind wir heute beide verlegen und reden nicht viel. Dann gebe ich mir einen Ruck und erzähle Rosanna von meinem Traum, mit ihr auf dem Riesenrad Eis und Zuckerwatte zu essen. Sie strahlt mich an.

»Das machen wir!«, jubelt sie. »Im August ist jedes Jahr

in unserem Nachbarort Stoppelfest, da gibt es immer ein mega Riesenrad! Du musst unbedingt hinkommen, wenn es so weit ist.«

»Sobald es so weit ist«, verspreche ich.

*

Hallo Mama, hallo Papa,

wisst ihr, was für mich das Beschissenste an eurer Trennung ist?

Dass ihr nicht mehr miteinander redet. Ich bin nicht euer Dolmetscher. Kriegt euch also bitte wieder ein, solange ich noch im »Haus Schmetterling« bin.

Und eins sage ich euch: Zu Weihnachten lasse ich mich nicht herumreichen wie ein Paket. Überlegt euch was.

Euer Alwin

# EIN RÜCKFALL

Keine zwei Tage später kommt Rosanna frühmorgens in unsere Tür gestürmt.

»Okay, kommen wir bei dir nächstes Mal auch ohne anzuklopfen rein«, sagt Alwin, der noch beim Umziehen ist und in Unterhosen dasteht. Aber Rosanna scheint ihn gar nicht zu hören.

»Tilia«, japst sie. »Habt ihr schon gehört?«

»Nicht schon wieder die«, antwortet Alwin und schlüpft in seine Jeans. Ich jedoch ziehe Rosanna ganz ins Zimmer und drücke die Tür zu. »Was ist mit Tilia?«, frage ich.

»Sie ist im Krankenhaus, in der Kinder- und Jugendpsychiatrie. Gerade eben wurde sie abgeholt. Ihre Eltern waren dabei, also wollen die es auch. Sie hat sich wieder geweigert zu essen. Frau Suriyani kam nicht mehr an sie heran, und Linda auch nicht. Mark hat mit ihr gesprochen, und gestern wurde sie von Frau Doktor Henning untersucht. Tilia hat wieder abgenommen. Sie wiegt wieder fast so wenig wie ganz am Anfang.«

»Dieses Mal bin ich aber unschuldig«, sage ich und hebe beide Hände in die Luft. »Ich hab nichts verraten.«

»Weiß ich doch«, sagt Rosanna, lässt sich auf mein Bett plumpsen und lehnt sich gegen die Wand. »Aber Tilia ist angeblich sogar in Lebensgefahr! Hoffentlich schaffen sie es in der Psychiatrie, dass sie schnell wieder zunimmt!«

»Ich hätte ihr öfter Tipps geben sollen«, überlegt Alwin laut.

»Spar dir deine Witze, Mann.« Rosanna wischt sich eine Träne aus dem Auge. »Ich wusste gar nicht, dass man an Magersucht... ich hab solche Angst um sie.«

Ich setze mich rechts neben sie und Alwin links. Er legt sogar einen Arm um ihre Schultern und streicht eine ihrer Haarsträhnen nach hinten.

»Hey, Tilia ist taff«, sagt er leise. »Sie schafft das.«

»Woher willst du das wissen? Sie hatte schon so viele Rückfälle, und ein Zehntel aller Magersüchtigen stirbt an der Krankheit!«

»Ist doch eigentlich logisch«, sagt Alwin. »Man hungert und hungert, genau wie jemand, der nicht genug zu essen bekommt, obwohl er es will. Das Wort *Verhungern* hast du sicher schon mal gehört.«

»Du warst doch auch im Krankenhaus, bevor du hierhergekommen bist«, erinnere ich sie. »Haben deine Ärzte dich damals nicht gewarnt?«

»Ich hab's nicht ernst genommen«, gibt Rosanna zu. »Ich dachte, die wollen mir nur Angst machen.«

»Wenn sie jetzt im Krankenhaus ist, kann nichts mehr passieren. Da passen sie auf sie auf«, erwidere ich. »Und

Therapie bekommt sie dort auch, bestimmt sogar öfter als hier. Im Moment können wir nicht viel für Tilia tun. Aber wenn sie zurückkommt, zeigen wir ihr, dass sie dazugehört. Genau wie am Lagerfeuer. Irgendwann wird sie uns glauben.«

»Ich habe ihr schon geschrieben, aber ihr Handy scheint aus zu sein. Bestimmt musste sie es abgeben!«, seufzt Rosanna.

»Wir schicken ihr einen Brief«, schlage ich vor. »Alle zusammen. Damit sie merkt, dass sie Freunde hat. Bist du auch dabei, Alwin?«

»Wenn ich muss.« Er zuckt mit den Schultern.

»Du sollst sie nicht heiraten. Ein netter Gruß reicht«, sagt Rosanna. »Ihr seid so super! Was würde ich nur ohne euch machen?«

»Weiter den angeblich coolen Jungs nachjagen und nicht raffen, worauf es wirklich ankommt«, antworte ich. »Alwin bekommt bestimmt mal eine richtig tolle Freundin. Egal was passiert, er nimmt alles, wie es kommt, und hat immer einen lockeren Spruch drauf. Darauf stehen die Mädels.«

»Und wenn ich schwul bin?«, gibt Alwin zurück. »Viele Künstler sind es.«

»Dann bist du eben schwul. Aber jetzt müssen wir uns beeilen. Was ist heute in der Gruppentherapie dran?«

Alwin wirft einen Blick auf den Plan an unserer Pinnwand. »Ihr bastelt Gipsmasken«, liest er vor. »Gleich nach dem Frühstück soll es losgehen. Meine Gruppe geht ins Hallenbad. Nur kein Neid, Freunde!«

Ich boxe ihn gegen die Brust, aber so, dass es nicht wehtut. Noch nie war ich so froh wie jetzt, dass es ihn gibt. Rosanna geht zurück in ihr Zimmer, das sie mit Eva teilt. Alwin und ich ziehen uns an.

Es tut gut, endlich etwas Handwerkliches machen zu können. Das lenkt ab.

»Tilia ist in den besten Händen«, versichert Frau Suriyani, nachdem wir alle sagen durften, was in uns vorgeht, wenn wir an sie denken. Manche haben geweint, Jungs genau wie Mädchen. »Und wir machen hier trotzdem weiter, denn es geht genauso um euch, wie um sie. Niemandem nützt es, wenn wir jetzt verzweifeln.«

Unter Anleitung unserer Therapeutin schmieren wir unsere Gesichter mit Vaseline ein und tränken Streifen aus Mullbinden in frisch angerührtem Gips. Ich darf mit Rosanna zusammenarbeiten. Ganz still liegt sie vor mir auf einer Yogamatte, während ich die Gipsstreifen sorgfältig Stück für Stück auf ihr Gesicht lege. Zum Schluss sind nur noch ihre Augen und die Nasenlöcher frei. Noch nie habe ich mir ihre Augen so genau angesehen wie jetzt. Ich wusste nur, dass sie hellbraun sind, aber jetzt fallen mir lauter kleine grüne Punkte darin auf, die zusammen aussehen wie ein kleines Feuerwerk. In meinem Magen zieht es ein bisschen. Am Frühstück liegt es nicht.

Als Rosannas Maske getrocknet ist, tauschen wir. Ihre Hände so nah an meinem Gesicht gefallen mir mindestens genauso gut wie ihre Augen.

»Du solltest Krankenpflegerin werden«, sage ich.

»Halt still«, flüstert sie. »Außerdem werde ich Tierärztin.«

»Dann werde ich ein Hund. Oder was sonst dein Lieblingstier ist.«

»Du bist ein Affe«, lacht sie und wird etwas rot. Ich bin froh, dass mein Gesicht gerade nicht so gut zu sehen ist.

Während die Gipsmasse trocknet, ermutigt Frau Suriyani uns, hinter die Maske zu schauen.

»Und ich meine nicht: in den Spiegel«, sagt sie. »Ich weiß, was ihr da seht. Wenn ihr eines Tages entlassen werdet, wird euch die Fassade, hinter die niemand schauen durfte, nicht mehr viel nützen. Alwin ist schon so wunderbar dabei, die Mauer um sich herum einzureißen. Er befreit seine Stimme, mit der er die Leute für sich begeistern kann. Und Alwin kann nicht nur singen, sondern immer häufiger auch sagen, was er denkt! Genau wie Rosanna. Endlich versteckst du dich nicht mehr nur unter deiner Kapuze und den langen Haaren. Du zeigst deine Gefühle, lachst und weinst. Und hast Freunde gefunden, wie zum Beispiel Jasper, unseren stillen Tüftler mit den feinen Antennen für seine Mitmenschen. Merkt ihr selbst, dass ihr auf dem besten Weg seid, gesund zu werden?

Macht weiter so! Am liebsten würde ich euch für immer hier behalten. Aber ihr schafft das. Wenn ihr eure Maske abnehmt und darunter die jungen Menschen zeigt, die ihr wirklich seid, trefft ihr auch auf die Leute, die euch genau so lieben.«

»Au ja«, sagt Alwin. »Ich treffe auf erfolgreiche Musikproduzenten, Fernsehredakteure, die beste Live-Band und gelenkige Tänzer und Tänzerinnen für meine Show.«

»Wir wär's erst mal mit uns, du Witzbold?«, fragt Rosanna. »Dürfen wir rausgehen und tanzen üben, Frau Suriyani? Nicht, dass unser Stimmwunder noch größenwahnsinnig wird.«

Mit Begeisterung in der Stimme schlägt sie vor, einen »Kliniktanz« einzustudieren.

»So was wie *Jerusalema*«, erklärt sie. »Wisst ihr noch, das konnte man überall im Internet sehen! Du hast doch bestimmt tolle Musik, Jasper?«

Ich schleppe meinen Laptop und die Boombox raus auf den Sportplatz, dann geht es los. Schnell schließen sich mindestens zehn andere Jungs und Mädchen an. Rosanna hat sich offenbar schon Tanzschritte überlegt, die sie jetzt den anderen zeigt. Ich biete ihr ein paar Songs aus meiner Playliste an; sie wählt *Dancing Queen* von ABBA.

»Der geht immer«, sagt sie. »Gefällt Kindern und Eltern, sogar meine Oma singt immer mit, wenn er im Radio läuft. *Dancing Queen* passt zu allen Gästen.«

Wir lassen das Lied in Dauerschleife laufen. Die anderen Tänzerinnen und Tänzer versuchen Rosanna zu folgen, doch schon im dritten Durchgang wird sie ungeduldig und motzt herum. Der Tanz gelingt nicht, sondern wirkt wie ein verzweifeltes Gehampel. Selbst Rosannas Bewegungen erinnern mich an Tilia, sie wirken eckig und verbissen. Vielleicht ist sie in Gedanken doch noch zu sehr bei ihr.

»So macht es keinen Bock«, sagt irgendwann eines der etwas älteren Mädchen. »Das ist doch alles nur Krampf. Ich bin raus.«

»Nein, warte«, rufe ich und drücke auf die Pausentaste. Dann winke ich Rosanna zu mir heran. »Lass uns nicht hier auf dem Klinikgelände üben, sondern auf unserer Waldlichtung draußen. Vielleicht klappt es da besser. Und erst mal ohne Musik.«

»Du willst allen unser Geheimversteck zeigen?« Rosanna tritt einen Schritt zurück und verschränkt die Arme vor der Brust. »Nachdem du so sauer warst, weil Tilia es kennt?«

»Wir sind sowieso nicht ewig hier«, erwidere ich. »Früher oder später werden es andere entdecken, die nach uns herkommen. Dann können wir es auch gleich mit allen teilen.«

Gesagt, getan. Mit gefühlt zwanzig anderen Essgestörten in dicken Kapuzenjacken strolchen wir durch den Wald. Unterwegs erzählen Rosanna, Alwin und ich den anderen, was wir im Wald schon alles genascht haben.

»Aber jetzt wächst leider nichts mehr«, sagt Alwin und hebt bedauernd die Hände. »Bald kommt der Winter. Da finden nur noch die Tiere was.«

Auf der Lichtung rennen wir zuerst kreuz und quer, spielen Fangen und Verstecken. Als alle schon etwas außer Puste sind, ruft Rosanna uns wieder zusammen und entschuldigt sich für ihr zickiges Verhalten vorhin. Dann macht sie noch einmal die Schritte vor, die anderen tanzen nach. Dieses Mal klappt es besser. Wir üben, bis alles sitzt, und wiederholen es später im Aufenthaltsraum mit Musik. Ich tanze nicht mit, doch beim Zusehen fühle ich mich wie Hulk, nachdem er die Welt gerettet hat.

»Zu Hause und in meiner Klasse war ich immer der Loser, und jetzt bin ich mit so einer tollen Meute unterwegs«, sage ich zu Rosanna, die mir hinterher beim Aufräumen hilft.

»Du warst nie ein Loser. Im Gegenteil!«, lacht sie. »Ich finde dich …«

Leider kann sie ihren Satz nicht beenden, weil Linda mich zum Küchendienst ruft. Während ich Teller und Besteck auf den Tischen im Speisesaal verteile, überlege ich, was sie wohl sagen wollte. Ich hoffe, ich finde es noch heraus.

*

Liebe Tilia,

es ist Nacht, und im Dunkeln unseres Schlafzimmers sehe ich dich vor mir. Zart und durchsichtig hast du ausgesehen. So tief in der Krise. Aber deine Augen, die gehören immer noch meiner kleinen Rebellin. Krisen kann man überwinden, und das wirst du auch. Dein Name bedeutet »die Linde«, aber auch »die Besitzerin«. Werde stark wie ein Baum, und hol dir dein Leben zurück. Ich bin an deiner Seite, egal, was passiert.

Deine Mama

# POST VON ROSANNA

Die Tage vergehen, ohne dass wir etwas von Tilia hören. Von Rosannas Handy aus versuchen wir, ihr zu schreiben. Immer wieder starrt sie auf ihr Display, sogar im Unterricht, sobald Herr Friedmann nicht hinsieht. Aber nichts passiert.

»Was ist, wenn Tilia im Koma liegt?«, fragt Rosanna mich in der Schule. »Wenn sie einfach zusammengebrochen ist und ihr Herz nicht mehr richtig schlägt? Das muss doch voll schlimm sein. Für die Eltern auch.«

»Vielleicht weiß Linda mehr«, sagt Eva. »Sie hat bestimmt Kontakt zu dem Krankenhaus, in dem Tilia behandelt wird.«

Wir müssen Linda nicht mal fragen. Beim Mittagessen erzählt sie uns von Tilia.

»Es geht ihr den Umständen entsprechend gut«, berichtet sie. »Natürlich ist sie sehr schwach. Jetzt ist erst mal am wichtigsten, dass sie wieder zu Kräften kommt. Euch allen soll ich Grüße von ihr ausrichten. Sie meldet sich bald.«

»Kommt sie wieder zurück?«, erkundigt sich Rosanna.

»Das hängt vom Gutachten ihrer Ärzte ab«, erklärt Linda. »Wenn Tilia einsieht, dass sie ernstlich krank ist und endlich die Hilfe unserer Klinik annehmen will, spricht nichts dagegen. Allerdings hat sie uns schon einmal an der Nase herumgeführt und heimlich weitergehungert. Dadurch kann sich alles in die Länge ziehen. Sie muss es wirklich wollen. Genau wie ihr alle. Das Problem bei Magersucht ist: Man glaubt, durch das Hungern die Kontrolle über seinen Körper zu behalten, selbst wenn einem alles andere entgleitet. Aber das stimmt nicht. In Wirklichkeit hat die Magersucht den Menschen im Griff und kontrolliert ihn. Sein ganzes Denken und Handeln. Wenn Tilia das begreift, kann sie gesund werden. Ich glaube an sie.«

Eva erinnert uns daran, alle zusammen einen Brief an Tilia zu schreiben. In der Freizeit am Nachmittag setzen sie, Rosanna, Alwin und ich uns im Aufenthaltsraum an einen Tisch und fangen an. Noch vor ein paar Wochen hätte ich mir nicht vorstellen können, mein Autogramm darunter zu setzen. Jetzt schicke ich sogar an Felipe eine SMS und frage ihn, ob er auch was Kurzes an Tilia schreibt. »Klar«, antwortet er, »Tilia gehört ja dazu. Wenn wir uns alle wieder treffen und sie dabei ist, haben wir richtig was erreicht.« Dann schreibt er noch, dass es ihm selber ganz gut geht. Felipe hat in seiner Theatergruppe angefangen und gleich eine coole Nebenrolle ergattert. »Wir spielen *Emil und die Detektive*. Ich bin Gustav mit der Hupe«, berichtet er.

Wenige Tage später kommt sein Brief an. Wir stecken alles zusammen in einen großen Umschlag. Auch Linda und Frau Suriyani legen eine gemeinsame Karte mit hinein und versprechen, den Brief mit der Büropost abzusenden.

Viel Zeit bleibt uns nicht, um weiter über Tilia nachzudenken. Ihr Platz an unserem Tisch bleibt nicht lange leer. Eines Morgens stellt Linda uns ein neues Mädchen vor, auf das sich Rosanna und Eva sofort stürzen wie auf ein Vogelbaby, das aus dem Nest gefallen ist. Sie heißt Gesa. Ich kann es kaum fassen, dass so ein kleines Kind schon Magersucht haben soll. Gesa ist bestimmt erst neun Jahre alt oder so.

»Ich bin gerade elf geworden«, sagt sie jedoch, nachdem Linda sie gebeten hat, etwas über sich zu erzählen. »Und ich will hier lernen, mehr verschiedene Sachen zu essen. Eigentlich esse ich nur Äpfel und Weißbrot und manchmal auch Käse.«

»Jeden Tag?«, frage ich entsetzt.

Gesa nickt. »Von allem anderen wird mir schlecht. Ich fühle mich von meiner Mutter immer so schnell gezwungen, auch wenn ich weiß, dass sie es gar nicht so meint.«

Linda erklärt uns kurz, dass Gesas Essstörung »Picky Eating« genannt wird, also extremes Auswählen von Speisen, die der oder die Patientin essen möchte. Ich staune, dass es so was gibt. Als kleiner Junge hatte ich auch mal eine Phase, in der ich nur Nudeln ohne Soße mochte. Aber irgendwann siegte die Neugier auf anderes.

»Gesa tut mir voll leid«, flüstert Rosanna mir zu. Sie bietet ihr den Platz neben sich an, was Gesa mit einem eifrigen Nicken annimmt. Aber auch wir anderen kümmern uns um sie. Es fühlt sich gut an, ihr erklären zu können, worauf es in der Lehrküche ankommt, und mit ihr zusammen zu kochen und den Tisch zu decken. Ich muss dabei an meinen eigenen ersten Tag hier denken, an dem Felipe mir alles gezeigt hat. Alles war so neu, und ich hatte Heimweh. Jetzt ist dieser Ort zu meinem zweiten Zuhause geworden. Hoffentlich wird er das auch für Gesa. Als wir am Tisch sitzen und vor ihr Müsli, Vollkornbrötchen, Porridge, rohes Gemüse und Aufschnitt stehen, verzieht sie jedoch ihr Gesicht, als ob sie Glibberschleim essen sollte.

»Hab keine Angst«, sagt Linda zu ihr. »Es passiert nichts, wenn du die Sachen probierst. Sie sind nicht gefährlich. Fang mit einer ganz kleinen Menge an.«

»Und wenn ich es nicht mag, kann ich dann einen Apfel haben?«

»Wenn du es geschafft hast, ein klein wenig von dem zu essen, was auch die anderen auf dem Teller haben«, verspricht Linda. Ganz zaghaft nimmt Gesa sich eine Gurkenscheibe, kaut und schluckt. Danach probiert sie etwas warmen Porridge. Rosanna lächelt ihr aufmunternd zu.

»Du hast voll schöne Haare«, sagt sie und lässt eine von Gesas dunkelblonden Strähnen durch ihre Finger gleiten.

»Wenn du willst, mache ich dir nachher einen französischen Zopf.«

Ein paar Löffel schafft Gesa noch. Richtig froh sieht sie aber erst aus, als sie ihren Teller wegschieben und in einen Apfelschnitz beißen darf. Noch mehr taut sie auf, als wir sie später über das Gelände führen und ihr auch die Schule zeigen. Leider geht Gesa erst in die fünfte Klasse. Sie atmet auf, als Linda ihr später erklärt, dass sie noch etwas Zeit hat, bis sie am Unterricht teilnehmen muss.

Nach und nach lebt sich Gesa bei uns ein. Manchmal muss ich lachen, weil Rosanna sie so bemuttert. Aber es tut beiden gut. Gesa probiert immer mehr Lebensmittel und kann nach kurzer Zeit schon Kartoffeln, mageres Fleisch und Bananen essen. Auch Rosanna macht weiter Fortschritte. Sie steigert ihre Portionen und hat ganz aufgehört, sich zu übergeben. »Nicht, dass Gesa mir ausgerechnet das nachmacht«, sagt sie.

Schon längst fahre ich fast jedes Wochenende nach Hause. Dieses Mal habe ich besonders viel Schmutzwäsche mitgebracht, weil wir in der Kunsttherapie viel gemalt und gebastelt haben und nachmittags oft draußen waren. Als ich zu Hause alles aus der Reisetasche holen will, spüre ich, dass mitten in dem Knüllhaufen ein zusammengefaltetes Blatt Papier liegt. Ich ziehe es heraus und falte es auseinander. Sofort erkenne ich Rosannas Handschrift mit den großen, runden Buchstaben und den winzigen Sternen als i-Punkten, die ich oft genug in der Schule gesehen habe. Ein Brief von ihr. Was hat sie geschrieben, das sie mir nicht auch hätte sagen können? Und wie hat sie es geschafft, den Brief in meine Tasche zu schmuggeln?

Die Zimmertür wird aufgestoßen, herein kommt Justus. Als ich angekommen bin, war er noch beim Training. Schon sieht er den Brief in meiner Hand und kommt rasch näher.

»Hey, Atze«, sagt er. »Kaum zu Hause, und schon hast du Post?«

Ich drücke das Blatt an meine Brust. »Briefgeheimnis«, antworte ich.

»Von einem Mädchen?«

»Von dem coolsten Mädchen, das auf der Erde herumläuft. Rosanna. Ich hab ihn noch nicht gelesen.«

»Ich geh ja schon.« Justus sieht nicht zufrieden aus, als er beide Hände hebt und sich rückwärts in Richtung Tür bewegt. »Ich soll dir nur sagen, dass wir gleich essen. Komm einfach runter, wenn du fertig bist. Es gibt Thunfischsalat, Baguette und Käse. Das wird nicht kalt.«

Justus geht, und ich kann mich endlich in den Brief vertiefen. Wenn ich mir vorstelle, sie nach meiner Entlassung nicht mehr zu sehen, spüre ich einen Stich in der Magengegend. Als Tilia noch da war und Rosanna ihretwegen gehungert hat, habe ich ihr unterm Tisch manchmal heimlich ein paar Erdnüsse zugesteckt. Am liebsten würde ich das für immer tun. Aber Frau Suriyani hat gesagt, dass ich vielleicht noch vor Weihnachten entlassen werden kann. Rosanna schreibt:

*Lieber Jasper,*

*hoffentlich bist du gut zu Hause angekommen. Bei mir wird es ganz okay, glaube ich. Meine Mutter ist übertrieben happy, dass ich nicht mehr kotze und endlich zugenommen habe.*

*Bald sind wir wieder ganz zu Hause. Dann wird alles so anders sein. Wir sind dann nicht mehr auf unserem Klinik-Planeten, wo wir jederzeit Hilfe bekommen, wenn wir sie brauchen. Ich hab Schiss davor – und auch davor, dass du dann nicht mehr in meiner Nähe bist. Ich weiß, ich schulde dir noch den Satz, wie ich dich finde. Deshalb schreibe ich dir.*

*Bevor ich in die Klinik kam, habe ich Jungs wie dich kaum beachtet. Ruhige Jungs, die etwas kleiner sind als ich, gerne lesen oder am PC nicht nur Gaming im Sinn haben. Jungs, die sich nicht in den Vordergrund drängen müssen, um sich cool zu fühlen. Solche Jungs waren für mich unsichtbar, bis du aufgekreuzt bist.*

*Die Zeit in der Klinik hat mich verändert. Das hat viel mit dir zu tun, Jasper. Mit dir ist es lustig, traurig und schön zugleich. Und denk nicht, dass du nicht hübsch wärst! Du hast sehr niedliche*

Sommersprossen auf deinen Wangen, ein tolles
Lachen und eine Stimme, die mich immer beruhigt.
Pass auf dich auf und lass dich nicht von Justus
ärgern. Ich will mit dir noch ganz viele Zäune
auseinanderbiegen, um dahinter zusammen frei
zu sein. Frei von der Essstörung, frei von der Meinung anderer Leute, frei für alles, was noch kommt.
Und wie ich dich finde? Ich finde, jedes Mädchen und
jeder Junge sollte einen Jasper als Freund haben.
Genügt das als Antwort?
Viele liebe Grüße,
deine Rosanna.

Ich falte den Brief zusammen und verstecke ihn ganz hinten in meiner Schreibtischschublade. Mein Gesicht glüht,
ich stelle mir die Sommersprossen, die ich selber noch nie
beachtet habe, als winzige Laserpointer vor. Mein Magen
knurrt, die liebe Familie wird staunen, wie viel ich inzwischen auf meinen Teller laden kann.

Als ich ins Esszimmer trete, sehen mich meine Eltern
erwartungsvoll an. Mamas Blick verrät mir sofort, dass ihr
etwas an mir auffällt. Justus prustet und reibt sich die
Wangen. Jaja, ich bin rot, ich weiß.

»Mir kommt es so vor, als ob du gewachsen bist«, sagt
mein Vater. »Unser Großer kommt in die Pubertät.«

»Großer?«, fragt Justus erstaunt, der mich an Länge immer noch überragt.

»Papa meint *innere* Größe, Süßer«, sage ich und grinse alle an. Bruno kommt und springt auf meinen Schoß.

Und dann essen wir.

\*

Hallo Jasper, Linda hat mir geschrieben.
Tilia kann seit heute wieder selber essen, sie
braucht keine Magensonde mehr. Puuuh! LG R.

# TILIA 2.0

Mehr als zufrieden komme ich in die Klinik zurück. Mit Justus und Felipe habe ich online ein kleines Schach-Turnier veranstaltet und gewonnen, Felipe wurde Zweiter. Dafür hat Justus mich später gefragt, ob ich ihm Frisbee beibringe und war nach kurzer Zeit bereits besser als ich. Mein Bruder hat im Sport einfach mehr Talent. Es hat mich längst nicht so gestört, wie ich dachte, denn ich hatte anderes zu tun: Mir ist eine Melodie für Alwin eingefallen. Die Idee dazu kam mir abends beim Fernsehen mit unseren Eltern. Weil wir uns auf keinen Film einigen konnten, haben wir gelost. Gewonnen hat Mama, die eine Naturdoku über Zugvögel sehen wollte. Justus hat zuerst die Augen verdreht, ist aber mit im Wohnzimmer geblieben. Zuerst hat er immer mit der Frisbeescheibe herumgespielt, nachher aber genauso gefesselt den Film verfolgt wie ich. Mich hat die Sicht aus der Perspektive der Zugvögel und ihr freier Flug an Alwins Stimme erinnert. Wenn er singt, schwebt er, dazu braucht er keine schlankere Figur. Mir kam eine frohe, gleitende Melodie mit langen Tönen in D-Dur in den Sinn, die ich unbedingt mit ihm ausprobieren möchte. Vielleicht kann Rosanna auch dazu einen Tanz entwickeln. Der Song hat ein mittleres Tempo, so kommen die Tänzerinnen nicht gleich außer Puste. Viele müssen sich ja noch schonen, weil sie so dünn sind. Jetzt kann ich es kaum erwarten, Alwin die Melodie vorzustellen. Wenn sie ihm gefällt, zeige ich sie auch den anderen.

In den nächsten Wochen entwickeln wir den Song fast in jeder freien Minute weiter. Aber auch mit Rosanna verbringe ich Zeit, so oft es geht. Mit ihr kann ich am besten reden, und dasselbe sagt sie auch von mir.

Einmal, als ich nach der Einzeltherapie gerade auf dem Weg in Alwins und mein Zimmer bin, fängt Rosanna mich im Flur ab. Sie scheint gerannt zu sein, jedenfalls ist sie ganz außer Atem.

»Tilia ist wieder da«, keucht sie. »Vor einer Stunde ist sie angekommen. Ich habe sie aber nur von Weitem gesehen. Linda redet gerade mit ihr und ihren Eltern.«

»Hat sie zugenommen?«, frage ich.

»Sonst wäre sie noch im Krankenhaus«, antwortet Rosanna. »Aber was ist, wenn sie doch wieder anfängt zu hungern? Stell dir vor, Gesa bekommt das mit und will dann so werden wie sie! Bis jetzt orientiert sie sich an Eva und mir, aber jeder weiß, wie krass Tilia auf andere wirkt.«

»Wir passen auf«, sage ich. »Dass Tilia sie in ihre Magersucht reinzieht, lassen wir nicht mehr zu.«

Schon beim Abendessen treffen Tilia und Gesa aufeinander. Linda stellt beide einander vor. »Solange du weg warst, hat Gesa auf deinem Platz gesessen, Tilia«, sagt sie. »Vielleicht nehmt ihr jetzt Gesa in eure Mitte?« Sie lächelt Gesa ermutigend an.

Alle drei sind einverstanden. Jetzt sehe ich, dass Tilia tatsächlich zugenommen hat. Ihre Wangen wirken weicher und voller, und die Handgelenke stechen nicht mehr so knochig hervor. Trotzdem ertappe ich mich dabei, wie ich sie heimlich beobachte, ob sie auch ja genug auf ihren Teller lädt. Auch Rosanna verfolgt jede ihrer Bewegungen. Als Tilia es bemerkt, blickt sie verwundert von ihr zu mir und wieder zurück. Dann lacht sie laut auf.

»Was ist los mit euch?«, fragt sie. »Ich bin im Krankenhaus ein ganzes Stück weitergekommen. Als ich dort war und fast krepiert wäre, hat es endlich Klick gemacht. Ich weiß jetzt, dass ich so wie vorher nicht weitermachen kann. Außerdem wollte ich unbedingt wieder hierher zurück. Zu euch allen. Ihr Nervensägen habt mir ganz schön gefehlt.«

Linda gibt ihr genau so viel Brot und Belag wie Rosanna, Eva und ich auf unsere Teller gelegt haben, und endlich beißt Tilia ab, kaut und schluckt wie alle am Tisch, ohne andere zu belauern und herumzutricksen. Dann ermutigt sie Gesa, die hart gekochten Eierhälften zu probieren, die ebenfalls auf dem Tisch stehen. Gesa verzieht das Gesicht, probiert aber dafür ein kleines Wiener Würstchen mit Ketchup und sieht angenehm überrascht aus, während sie isst. Dazu darf sie sich ihr geliebtes

Weißbrot nehmen, auf dem immerhin eine Scheibe Gouda liegt.

»Man braucht ganz schön viel Geduld mit euch«, seufzt Linda. »Aber jeder noch so kleine Fortschritt macht mich happy.«

Am nächsten Tag in der Freizeit schließt sich Tilia unserer Gruppe an, ohne Rosanna für sich allein haben zu wollen und ohne Alwin zu dissen. Sie kommt sogar mit durch das Loch im Zaun. Auf dem Weg zu unserer Waldhütte erinnert sie mich sehr an Rosanna, als wir zum ersten Mal hier unterwegs waren. Auch Tilia reagiert wie ein Kaninchen, das mit der ersten Frühlingssonne aus seinem Bau geschlüpft ist, obwohl in wenigen Tagen Winteranfang ist. Sie atmet die Waldluft ein, berührt die Bäume und Sträucher und bewegt sich freier und geschmeidiger als vorher. Als sie auf einem am Boden liegenden Baumstamm ein paar Ballettfiguren probt, strahlt sie wie noch nie, seit wir sie kennen.

»Komm her«, ruft sie Gesa zu, die sie staunend beobachtet. »Ich zeig dir die Grundpositionen des Balletts, wenn du magst!«

»Meinst du mich?«, fragt Alwin, steigt auf den Baumstamm und imitiert Tilias Bewegungen. Als eine Riege von fünf Balletttänzerinnen schweben wir weiter und albern viel herum, bis wir an unserer Hütte ankommen. Zum Hinsetzen ist es zu kalt, aber Rosanna hat Linda eine

Thermosflasche mit heißem Früchtetee und eine Dose Plätzchen abgeluchst. Gierig stürzen wir uns darauf. Sogar Gesa probiert zaghaft.

»Erzählst du uns jetzt, warum du magersüchtig geworden bist?«, frage ich Tilia. »Du musst nicht, aber wir haben es uns alle gegenseitig erzählt. Das meiste hast du bestimmt mitbekommen.«

»Von meiner Magersucht weiß sie nichts«, witzelt Alwin.

Sein Spruch schafft es, dass Tilia lachen muss. Dann atmet sie tief durch.

»Mein Auslöser war eine Liste«, beginnt sie zögernd. »Irgendwann lag sie in meiner Klasse auf allen Tischen. *Die dünnsten Mädchen der Klasse 6a,* stand darauf, dazu alle Namen. Die Dünnste bei uns heißt Elisa, und ich glaube, sie hat die Liste geschrieben. Ich war auf Platz sieben, hinter mir kamen nur noch zwei. In der Klasse sind wir elf Mädchen neben sechzehn Jungs.«

»Hat diese Elisa auch Magersucht?«, will Gesa wissen. Tilia schüttelt den Kopf.

»Sie zieht immer Jeans mit Löchern an, sodass ihr Knie beim Hinsetzen aussieht wie ein geknickter Zollstock. Elisa gibt immer damit an, dass sie essen kann, so viel sie will, ohne dicker zu werden.«

»Und reicht dabei eine Tüte mit Süßigkeiten herum, aber keiner traut sich, was zu nehmen«, sagt Alwin. »Und dann fragt sie auch noch: ›Kann mir nicht eine von

euch ein paar Kilo abgeben?‹ Solche Tussen sind ein Alb-
traum.«

»Hast du uns beobachtet?« Einen Moment lang sieht
Tilia aus, als überlege sie, ob Alwin auch auf ihre Schule
geht. »Egal. Mich hat die Liste getroffen wie ein Schwert
im Magen.«

»Das wäre mir auch so gegangen«, gibt Rosanna zu.
»Bei so dünnen Mädchen kommt man sich gleich fett
und schwabbelig vor. Auch wenn es gar nicht stimmt.«

»Bei euch hat es garantiert nicht gestimmt«, sage ich.
»Ich kann es mir nicht vorstellen, dass ihr jemals dick
wart.«

»Platz sieben hat gereicht, um mich mies zu fühlen«,
wiederholt sie. »Für die Liste habe ich Elisa so gehasst,
dass ich mir geschworen habe, mich Platz für Platz nach
vorne zu hungern, bis sie mir die Eins freimachen muss.
Den Rest kennt ihr. Der Hunger tat so weh, ich hätte
durchdrehen können.«

»Aber warum gibst du dieser Eule so viel Macht über
dich?«, fragt Alwin. »Das ist sie doch gar nicht wert.«

»Hey, nichts gegen Eulen«, mahnt Rosanna. »Die können nichts dafür.«

»Ich war schon immer ein Kontroll-Freak«, erzählt Tilia weiter. »Und ehrgeizig. Wenn es nach mir gehen
würde, wäre ich die Beste im Ballett, in Englisch, in Mathe, in Sport, schlauer als meine Schwester, besser in allem. Nachdem ich schon eine ganze Weile gehungert

hatte, wollte kaum mehr jemand was mit mir zu tun haben. Elisa redete schlecht über mich, ihr Fanclub zog mit. Alles um mich herum schien sich aufzulösen, sogar meine Eltern stritten nur noch. Das Einzige, was ich noch kontrollieren konnte, war mein Körper. Niemand durfte mir den auch noch wegnehmen. Ich fuhr mit dem Rad statt mit dem Bus, egal wie weit der Weg war. Im Schwimmbad erzählte ich den anderen etwas von zu wenig Taschengeld, wenn sie sich Eis oder Pommes holten, und holte eine Gurke als Proviant heraus. So krass war nicht mal Elisa drauf. Schnell hatte ich Platz vier erreicht – und irgendwann eben Platz eins. Dann kam der Tag, wo ich beim Aufstehen nur noch eine lila Fläche vor meinen Augen wabern sah – und im Krankenhaus aufgewacht bin. Ich dachte nur: Lasst mich doch. Lasst mich alle in Ruhe.«

Rosanna bläst Luft aus ihren Backen. »Noch krasser als bei mir«, sagt sie. »Und Elisa? Hat sie sich mal bei dir gemeldet?«

»Braucht sie nicht«, antwortet Tilia. »Sie war nie meine Freundin. Am nettesten war Derya, wir waren zusammen in der Schülerzeitungs-AG. Sie lag auf Platz acht der Liste. Aber hier habe ich euch. Danke, dass ihr mich nicht disst. Ich war nicht gerade ein Engel.«

»Kein Ding. Wir beschützen dich«, sagt Alwin großmütig und drückt Tilia an seinen weichen Bauch. »Und wenn du willst, kannst du heute meinen Nachtisch haben.«

Bevor mich der Mut verlässt, mache ich es ihm nach und lege meinen Arm um Rosanna. Die Mädchen nehmen Gesa in ihre Mitte.

»Jetzt ein Selfie für Felipe«, schlage ich vor und hole mein Handy hervor. Rosanna erzählt Gesa kurz von ihm.

Felipes Antwort kommt prompt. *Euch würde ich glatt mit auf die Bühne nehmen,* schreibt er. *Tilia wäre ein tolles Pony Hütchen.*

Dann holt Gesa einen kleinen Softball aus ihrer Tasche, und wir spielen Hase und Jäger, bis es anfängt zu dämmern.

*

Liebe Tilia,
hier ist es öde ohne dich. Die letzte Schülerzeitung war richtig schwach ohne deine bissigen Texte. Elisa ist wie immer. Aber gestern hat Frau Menzel die Liste im Papierkorb gefunden und sofort eine Klassenkonferenz und einen Elternabend einberufen. Die Eltern reden sich am Telefon jetzt schon die Köpfe heiß. Du hättest deinen Vater hören sollen, wie der kämpft!
Viele Grüße, deine Derya

# ABSCHIEDSTRÄNEN

Der Herbst ist nasskalt und grau geworden. Noch vor ein paar Wochen konnten meine Freunde und ich an manchen Tagen beim Toben im Freien unsere Jacken ausziehen und staunten darüber, wie durchsichtig die roten und gelben Blätter im Gegenlicht der untergehenden Sonne waren. Manchmal schmissen wir uns auf unserer Lichtung in riesige Laubhaufen und stopften die Wände unserer Hütte damit aus. Inzwischen zerfällt das Laub zu Matsch, Wind und Eisregen fegen immer häufiger über das Klinikgelände, und nach der Mittagspause können wir kaum noch raus, weil es so früh dunkel wird. Stattdessen basteln wir in der Kunsttherapie Weihnachtsgeschenke für unsere Familien. Linda summt beim Kochen *In der Weihnachtsbäckerei,* und wenn sie besonders gut drauf ist, trällert sie lauthals *Last Christmas,* während sie überall die Fenster adventlich dekoriert. Wenn Alwin wegen ihrer schiefen Töne nicht wegrennt, singt er mit.

Rosanna und ich dürfen seit einiger Zeit unsere Mahlzeiten selbst portionieren. Ich wiege fast wieder so viel wie vor meiner Magersucht, bin aber nicht mehr so blass und schon gar nicht schwabbelig. Mein Körper hat mehr Konturen bekommen, weil ich nicht nur genug esse, sondern mich auch mehr bewege. Und das, weil ich es will, nicht weil irgendein Arzt sagt, ich soll mehr Sport treiben.

»Du siehst so schön gesund aus«, hat meine Mutter neulich gesagt. Linda und Frau Suriyani finden das auch.

Linda hat Rosanna in die Stadt zum Zahnarzt gebracht, jetzt sind ihre Zähne wieder in Ordnung, die durch die viele Säure vom Übergeben angegriffen waren.

Oft sind wir alle noch empfindlich. Die kleinste Kritik, und wir zweifeln wieder an uns selbst. Aber meistens geht das schnell wieder vorbei.

»Habt Geduld mit euch«, sagt Frau Suriyani dann immer wieder. »Ihr habt euch so viel abverlangt, das lässt sich nicht von heute auf morgen abstellen. Dazu bringt jeder sein Temperament mit, und das soll auch so sein. Aber ihr habt auch gelernt, mit Schwierigkeiten umzugehen, ohne euren Körper zu quälen. Ruft euch das immer wieder ins Gedächtnis. Dann kann euch gar nichts passieren.«

Ich weiß, dass sie damit meint, wir werden bald entlassen. Das Ziel, dass wir an Weihnachten wieder ganz zu Hause sind, steht jetzt fest.

»Die Feiertage werden eine Herausforderung sein«, sagt unsere Therapeutin. »Es gibt viel zu essen, und ihr seid eng mit euren Familien zusammen. Doch wenn ich euch das nicht zutrauen würde, behielte ich euch noch hier. Ich bin sicher, dass ihr es schafft.«

»Ich ganz bestimmt«, sagt Alwin. »Meine Mutter werde ich gar nicht sehen. Sie ist mit ihrem neuen Freund im Skiurlaub. Ich bin bei meinem Vater. Das ist okay.«

Auch er ist mit seinem Ziel, etwas für seinen Körper zu tun, vorangekommen. Er ist immer noch stämmig, aber er wirkt straffer und wiegt ein paar Kilo weniger. Manchmal spielt er mit ein paar anderen Jungs und Mädchen Tischtennis. Seine Schmetterbälle sind in der ganzen Klinik gefürchtet.

An einem der letzten Tage sollen alle, die entlassen werden, einen Aufsatz schreiben mit der Überschrift: »Was ich an mir mag«. Unsere Lehrer sind dabei, aber auch Linda und Frau Suriyani. Gut, dass das nicht in den ersten Wochen von uns verlangt wurde. Mir wäre nichts eingefallen. Auch jetzt muss ich noch nachdenken. Ich werfe einen Seitenblick auf Rosanna, die bereits eifrig schreibt.

»Guck weg«, sagt sie und legt ihren Arm vor das Blatt. Als ob ich von ihr abschreiben könnte, was sie an sich mag! Lautlos in mich hineinlachend, beuge ich mich über mein Blatt und formuliere:

*Was ich an mir mag*

*In den letzten Jahren ist mir immer nur eingefallen, was ich alles NICHT an mir mag. Darüber könnte ich viele Seiten voll schreiben, aber dann hieße es: Thema verfehlt. Mir fällt immer noch nicht viel ein, was ich gut an mir selber finde. Aber vielleicht finde ich man-*

*ches, was ich früher an mir gehasst habe, jetzt gar nicht mehr so blöd.*

*Alles in allem finde ich mich einen ganz coolen Typen. Ich bin ein guter Zuhörer. Außerdem bin ich ziemlich schlau und gehe gern den Dingen auf den Grund. Gut im Schach bin ich auch, musikalisch und technisch begabt.*

*Ob ich meinen Körper mag, weiß ich noch nicht genau. Mehr als früher aber schon. Als ich hierher kam, wollte ich wie Hulk werden. Jetzt weiß ich, dass das Unsinn ist. Eigentlich habe ich gar keine Zeit mehr, ständig über meinen Körper nachzudenken. Über mein rundes Pancake-Gesicht und darüber, ob ich genug Muskeln habe. Na gut, meine Füße könnten hübscher sein, die wachsen in letzter Zeit viel zu schnell. Hoffentlich holt der Rest von mir noch auf.*

Nachdem wir alle fertig sind, dürfen wir wieder unsere Texte vorlesen. Rosanna will zuerst nicht. Sie vergräbt wieder die Hände in ihren Pulloverärmeln und versteckt ihr Gesicht unter den Haaren. Trotzdem entgeht mir nicht, dass sie verlegen kichert.

»Los«, fordere ich sie auf. »Ich will wissen, ob du das Gleiche an dir magst wie ich.«

Rosanna streicht zögernd ihre Haare aus dem Gesicht. »Na gut«, sagt sie und nimmt ihr Blatt in die Hand. »Wenigstens meine Haare mochte ich schon immer. Solche

Haare hat auch meine Oma in Italien, die ich viel zu selten sehe. Dass ich gut tanzen kann, mag ich an mir. Ich mag, dass ich mich immer wehren kann, wenn mir jemand dämlich kommt. Na ja – fast immer. Und ich finde an mir gut, dass ich für Mädchen UND Jungs eine gute Freundin sein kann. Wer das nicht rafft, ist selber schuld.«

»Du hast dich sehr treffend beschrieben«, sagt Herr Friedmann. Dann ermutigt er Gesa, ihren Text vorzulesen.

»Mein Text ist viel zu kurz«, sagt sie. »Mir ist kaum was eingefallen.«

»Niemand wird gezwungen«, schlägt ihre Lehrerin Frau Wiese vor. »Wir legen das Blatt nachher an einen sicheren Ort, und am Ende deiner Zeit hier schreibst du ihn noch einmal. Dann kannst du sehen, welche tollen Eigenschaften inzwischen hinzugekommen sind. Einverstanden?«

»Ich will aber hören, was Gesa geschrieben hat«, sagt Tilia. Überrascht blickt Gesa auf.

»Ich auch«, sagt Alwin.

»Also gut«, seufzt Gesa lächelnd und liest: »Ich mag an mir meine Handschrift und dass ich gut vorlesen kann. Das mache ich oft für meinen kleinen Bruder. – Jetzt müsst ihr aber auch!«, sagt sie, an Tilia und Alwin gerichtet. Alwin steht sogar extra auf, um seinen Aufsatz vorzutragen. Er ist einfach für die Bühne gemacht.

»Meine Stimme ist das Beste an mir«, liest er. »Und meine neuen Ziele finde ich gut. Dafür muss ich nicht dünn werden, sondern echt bleiben.«

Rosanna und ich trommeln mit den Füßen auf den Boden, als er fertig ist. Dann ist Tilia dran. Jetzt spricht sie wieder leise. Lange hat sie sich nur übers Hungern ausgedrückt. So wie ich.

»Ich mag meine Augen. Auch bei anderen schaue ich zuerst auf die Augen, denn die sind meistens ehrlich. Sonst mag ich noch an mir, dass ich schöne Gedichte schreiben kann. Ich habe schon ein ganzes Tagebuch voll, das Zweite habe ich hier angefangen.«

Aus dem Augenwinkel bemerke ich, dass Alwin ganz nach vorn auf seine Stuhlkante rutscht. Ich bin sicher, er denkt dasselbe wie ich.

»Moment mal«, sagt er. »Wenn du Gedichte verfasst, kannst du sicher auch Liedtexte schreiben! Jasper und ich suchen ...«

Tilia schüttelt wild den Kopf, gleichzeitig sackt sie in ihrem Stuhl zusammen. »Bisher habe ich noch nie jemandem ein Gedicht gezeigt. Ich mach' das nur so für mich«, sagt sie beinahe flüsternd.

»Aber es wäre toll«, springe ich Alwin bei. »Ich komponiere, Alwin singt, Rosanna denkt sich einen Tanz für alle aus, die mitmachen wollen. Wir sind schon so weit damit gekommen. Uns fehlt nur noch ein cooler Text! Meinst du nicht, du könntest ...«

Wieder schüttelt Tilia den Kopf. Jetzt sieht sie aus, als ob sie fast weint. Plötzlich steht Rosanna auf und tritt hinter Tilia.

»Habt ihr zu viele Disney-Musicals geschaut?«, fragt sie. »Wenn Tilia ihre Gedichte für sich behalten will, dann behält sie sie für sich. Sie wird euch kein Finale mit einem fröhlichen Song liefern, zu dem alle tanzen und singen und sich total happy die ewige Freundschaft schwören, bevor sie auseinander gehen und der Abspann läuft. Schminkt euch das ab. Tilia muss gar nichts. Denkt euch selber was aus, Jungs.«

Sie bleibt bei Tilia stehen wie ein Wachtposten. Ich glaube, in diesem Moment kapieren wir alle mehr als in den ganzen Wochen zuvor. Niemand von uns will zu irgendetwas überredet werden, zu dem er nicht steht. Rosanna führt Dancing Queen auf, aber es wird keinen Kliniksong mit Gruppentanz geben.

Und trotzdem dreht sich unsere Welt weiter.

*

Lieber Alwin,

wo du recht hast, hast du recht. Mama und ich haben uns in einem Café verabredet und werden endlich versuchen, wie vernünftige Menschen miteinander zu reden.

Übrigens habe ich eine Überraschung für dich.

Bis bald,

dein Papa

# SELFIE VON OBEN

Das alles ist inzwischen schon mehr als ein halbes Jahr her. Rosanna und ich sind tatsächlich kurz vor Weihnachten entlassen worden. Als ich zum letzten Mal durch den Ausgang der Klinik gegangen bin, fühlte ich mich seltsam. Es war, als ob ich ein anderer Jasper bin als der, der im September im »Haus Schmetterling« angekommen ist. Das hat vor allem mit Rosanna und meinen anderen neuen Freunden zu tun. Und mit den Erwachsenen, die alles dafür tun, dass Kinder wie ich aus ihrem Hungerloch rauskommen.

Am Anfang habe ich Linda, Mark und Frau Suriyani ganz schön vermisst. Aber am meisten fehlt mir Rosanna.

Trotzdem ist es auch zu Hause ganz gut. Bruno schläft jetzt immer in meinem Bett, das machte das Eingewöhnen leichter. In den ersten Tagen haben alle mich noch sehr vorsichtig behandelt, sogar Justus. Zu Weihnachten habe ich sein Fahrrad bekommen, weil Justus so gewachsen ist, dass er ein neues brauchte. Vorher haben meine Eltern es aber in der Fahrradwerkstatt checken und ein paar Ersatzteile austauschen lassen, sodass es jetzt wieder fast aussieht wie neu. Auch Justus' Rad ist gebraucht.

Unsere Eltern achten jetzt mehr darauf, ihn nicht mehr zu bevorzugen. Justus und ich spielen manchmal Frisbee zusammen, vor allem jetzt, wo es draußen warm und lange hell ist. Es gelingt uns ganz gut, nicht mehr dauernd zu wetteifern, wer der Bessere ist, sondern einfach Spaß zu haben.

»Ich hab' dich unterschätzt, Jasper«, hat Papa neulich zu mir gesagt, »und das tut mir sehr leid. Du bist doch ein Kämpfer. Mehr als wir alle zusammen.«

Ab und zu muss ich zum Arzt, um mich wiegen zu lassen. Zu meinem Kinderarzt gehe ich aber nicht mehr, sondern zu einem, der sich mit Magersucht auskennt. Ganz glatt läuft es noch nicht. Manchmal kann ich nicht essen, wenn ich in der Schule einen blöden Tag hatte, oder Streit mit Justus. Aber mein Arzt hat mir klar gemacht, dass ich mich mit dem Hungerschmerz noch zusätzlich bestrafe, statt dass es was hilft. Am meisten hilft es mir, in blöden Momenten an Rosanna zu denken. Schließlich will ich auch nicht, dass sie sich übergibt, wenn sie sich ärgert oder traurig ist. Also versuche ich, nicht zu hungern. Es gelingt mir immer häufiger.

Mit meinen Freunden aus der Klinik telefoniere ich oft am Bildschirm. Zum Glück geht es allen ganz gut. Rosanna hatte Besuch von ihrer Freundin Ylvie und sogar von Volkan, der richtig zerknirscht rüberkam. »Es war ein schöner Nachmittag«, hat Rosanna erzählt. »Volkan hat sich verändert, er setzt sich jetzt voll für unsere Klassengemeinschaft ein. Trotzdem weiß ich nicht mehr, was ich an ihm mal so toll fand. Meine Tanzgruppe in der Schule habe ich nicht mehr. Aber ich gehe zum HipHop-Kurs in einer Ballettschule. Das ist anstrengend, aber auch toll.«

Felipe hat sich tatsächlich einen Pferdehof gesucht. Es gefällt ihm, viel draußen zu sein, »auch wenn meine Klamotten hinterher nicht gerade duften.« Ihm fällt das Essen am leichtesten von uns allen. »Kein Wunder«, sagt er. »Wenn ich vom Reiten komme, habe ich immer richtig Kohldampf.« Aber auch Frisbee spielt er noch gern.

Sogar Tilia geht es schon besser. Sie hat immer noch Probleme mit dem Essen, aber ihre ganze Familie macht jetzt eine Therapie. Tilia schreibt immer noch Gedichte und neuerdings auch Kurzgeschichten. Eine davon hat sie bei einem Wettbewerb für 12–16-jährige eingereicht und prompt den zweiten Platz gewonnen. Die Urkunde hängt in ihrem Zimmer; beim Videocall können wir sie sehen.

Gesa blieb nach unserer Entlassung noch lange im »Haus Schmetterling«. Rosanna hat ihre Handynummer, aber Gesa antwortet selten. Bestimmt hat sie Freundinnen in ihrem Alter gefunden. Ich hoffe, es geht ihr gut.

Der größte Knaller aber ist Alwin. Er wurde wegen seiner tollen Stimme von einem Regionalsender eingeladen. Vor der Kamera hat er seine ganze Geschichte erzählt. »Damit will ich anderen helfen«, hat er in der Sendung gesagt. »Also Leute, hört zu. Egal ob ihr euch dick oder dünn findet, zu klein oder zu groß, ob ihr karierte Ohren oder krumme Füße habt, und egal woher ihr kommt und wer ihr seid: Jeder von euch ist was Besonderes. Ich wollte abnehmen und bin immer noch dick – na und? Mein Kumpel Jasper hat gesagt, wir sind Menschen und keine Avatare. Und deshalb singt euch der dicke Alwin jetzt was vor. Viel Spaß beim Lauschen wünsche ich euch. Und macht euer Ding.« Und dann sang er, dass mir die Ohren weggeflogen sind. Noch krasser als damals in der Klinik.

Und ich? Komponiere immer noch Musik und programmiere sie in meinem Mini-Studio. Vielleicht schreibe ich mal ein Lied für Rosanna. Aber auch Bühnentechnik und Beleuchtung interessiert mich. In der Schule helfe ich jetzt den Musiklehrern immer bei den Aufführungen. Schnell hatte ich dadurch wieder den Ruf des Strebers weg, der sich beliebt machen will. Ich versuche es zu ignorieren; nicht immer gelingt es mir. Aber wenn die Lehrer mit der Technik nicht weiterkommen und ich die Lösung finde, sind doch alle froh.

Froh bin ich vor allem, dass gerade Sommerferien sind. Felipe, Rosanna, Alwin, Tilia und ich haben uns verabredet, heute, am 1. August mit unseren Familien zum »Tag der offenen Tür« ins »Haus Schmetterling« zu fahren. Ich war so aufgeregt, als ich mir vorstellte, wie es sein würde, sie alle wiederzusehen. Meine Eltern, Justus und ich blieben übers Wochenende in einem Ort ganz in der Nähe. Meine Tasche dafür hatte ich schon Tage vorher gepackt.

Auf dem Gelände fand ich die anderen nicht sofort. Drinnen und draußen wuselten Leute durcheinander. Es gab Stände mit Infomaterial zur Klinik, Kostproben aus der Lehrküche, Spielangebote und vieles mehr.

Zuerst entdeckte ich Linda. Sie fiel mir um den Hals und trällerte, wie gut ich aussehe. Ich habe ihr meine Hulkfigur überreicht, damit sie sie jemandem schenken kann, der sie braucht. Danach ging es auf einmal ganz schnell. Alwin patschte mir von hinten auf die Schulter, Tilia begrüßte mich still lächelnd, Felipe jubelte, kam aber gleich mit Justus ins Quatschen.

Und dann kam Rosanna. Sie war vorher in Italien bei ihrer Oma gewesen und sah toll aus, braun gebrannt, in hellen Sommerklamotten und kein bisschen mehr zu dünn.

»Kommt ihr mit nach hinten?«, fragte sie, nachdem sie uns alle mit einem Küsschen auf die Wange begrüßt hatte. Jeder von uns wusste sofort, was sie meinte. Wir sagten unseren Eltern Bescheid und steuerten unseren Zaun an.

»Mist, sie haben das Loch geflickt«, stellte Rosanna fest.

»Na und? Klettern wir eben rüber«, erwiderte Alwin und machte den Anfang. Wir anderen folgten ihm und steuerten die Waldlichtung an. Auch an unserer Hütte kamen wir vorbei. Wie wir erwartet hatten, war sie längst von neuen Kindern entdeckt worden. Sie haben die Hütte weitergebaut und eine Menge verändert.

Auf der Lichtung griff Rosanna in ihre Tasche und gab jedem von uns einen Luftballon. Sogar eine kleine Heliumflasche hatte sie dabei.

»Was hast du denn vor?«, wunderte sich Felipe.

»Was wohl? Wir lassen die Essstörung fliegen«, antwortete sie. »Unser Leben hat jetzt mehr Gewicht als die Krankheit, weil wir das zusammen geschafft haben – auch wenn wir sicher noch nicht ganz geheilt sind. Seid ihr dabei?«

Kurz darauf verfolgten wir die Ballons mit unseren Blicken, so lange, bis sie nur noch wie schwebende Stecknadelköpfe zu sehen waren und schließlich ganz verschwanden. Danach gingen wir zurück, um zu feiern.

Hier in unserem Ferienort ist gerade ein großer Jahrmarkt. Das Riesenrad habe ich schon auf der Fahrt zum Tag der offenen Tür entdeckt. Auch Rosanna hatte es längst gesehen. Weil der Abend so warm war, mussten wir unsere Eltern nicht lange überreden, noch mit uns hinzugehen. Und hier sind wir jetzt. Zum Glück haben sie mit uns einen Treffpunkt vereinbart und lassen uns alleine losziehen.

»Eis oder Zuckerwatte?«, frage ich sie, als wir am Süßigkeitenstand neben der Ticketkasse stehen.

»Beides«, antwortet sie. »Also, eins du und eins ich, und dann naschen wir gegenseitig.«

166

Wir steigen ein und schon geht es los. Als unsere Gondel ganz oben steht, schickt die Sonne fast waagerechte Strahlen über die ganze Gegend. Dann verschwindet sie hinter den Bäumen und Häusern.

»Da hinten ist die Klinik«, sagt Rosanna und streckt ihren Arm aus, um mir das Gebäude zu zeigen.

Ich hole mein Handy raus, um mit ihr ein Selfie zu machen. Und noch eins und noch eins, damit ja ein brauchbares dabei ist.

Festhalten können wir diesen Augenblick trotzdem nicht. Aber nehmen kann ihn uns auch keiner mehr.

Wir danken
Frau Carmen Schmidt
von Dick & Dünn e.V. Berlin
für die fachliche Beratung.

# Hier gibt es Hilfe für Betroffene:

Deutschland:
Bundeszentrale für gesundheitliche Aufklärung
www.bzga-essstoerungen.de
Beratungstelefon: (0221) 89 20 31
Montag bis Donnerstag 10.00–22.00 Uhr
Freitag, Samstag, Sonntag und Feiertage 10.00–18.00 Uhr

https://www.bundesfachverbandessstoerungen.de/

https://www.bundesgesundheitsministerium.de/service/
begriffe-von-a-z/e/essstoerungen.html

Berlin:
Dick & Dünn e.V. – Beratungszentrum bei Ess-Störungen
Innsbrucker Straße 37
D-10825 Berlin
(030) 854 49 94
info@dick-und-duenn-berlin.de
www.dick-und-duenn-berlin.de
Instagram: dickundduennev

Frankfurt/M.:

Frankfurter Zentrum für Ess-Störungen gGmbH

Hansaallee 18

60322 Frankfurt am Main

Beratungshotline: (069) 55 01 76

Terminvereinbarung: (069) 55 73 62

info@essstoerungen-frankfurt.de

www.essstoerungen-frankfurt.de

Hamburg:

Waage e.V.

Das Fachzentrum für Essstörungen in Hamburg

Eimsbütteler Straße 53

22769 Hamburg

(040) 491 49 41

info@waage-hh.de

www.waage-hh.de

Köln:

Landesfachstelle Essstörungen NRW

Georgstraße 7

50676 Köln

(0221) 2010–344

info@landesfachstelle-essstoerungen-nrw.de

www.landesfachstelle-essstoerungen-nrw.de

**Leipzig:**

BEL Beratungszentrum Ess-Störungen Leipzig

Antonienstraße 15

04229 Leipzig

(0341) 256 990 77

post@bel.jetzt

www.bel.jetzt

Facebook: @BEL.jetzt

**München:**

Therapienetz Essstörung

Sonnenstr. 2/4. Stock

80331 München

(089) 720 136 780

beratung@tness.de

www.tness.de

**Österreich:**

Öffentliches Gesundheitsportal Österreichs

https://www.gesundheit.gv.at/krankheiten/psyche/

essstoerungen/inhalt

**Wien:**

intakt – Therapiezentrum für Menschen mit Essstörungen

Gussenbauergasse 1/21

1090 Wien

(01) 22 88 77 0–0

office@intakt.at
http://www.intakt.at

Graz:
BAS – Suchtberatungsstelle Graz
Dreihackengasse 1
8020 Graz
(0316) 82 11 99
office@bas.at
www.bas.at/themen/essstoerungen

Linz:
Linzer Frauengesundheitszentrum
Kaplanhofstraße 1
4020 Linz
(0664) 39 85 003
office@fgz-linz.at
www.fgz-linz.at

Schweiz:
Schweizerische Gesellschaft für Essstörungen
sges-ssta-ssda.ch/

Projekt »Feel OK – Psychische Gesundheit 2.0«
www.feel-ok.ch/de_CH/jugendliche/themen/ich_und_
mein_gewicht/ich_und_mein_gewicht.cfm

Zürich

Arbeitsgemeinschaft Essstörungen AES

Feldeggstr. 69

8032 Zürich

(043) 488 63 73

beratung@aes.ch

www.aes.ch

## Christine Fehér
# Dann bin ich eben weg

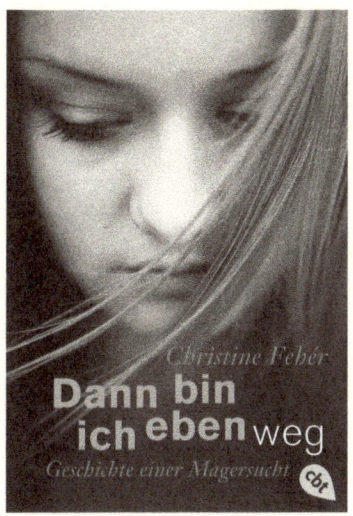

192 Seiten, ISBN 978-3-570-30170-8

Obwohl Sina nicht dick ist, passt sie in die geile Jeans von Melli nicht rein. Als sie eines Tages die Butter aus dem üppig belegten Käsebrot ihrer Mutter hervor quellen sieht, überkommt sie der Totalekel. So dick und frustriert will sie nicht werden! Sina beginnt eine Diät. Bald passt sie in die Jeans – und endlich beachtet sie auch ihr heimlicher Schwarm Fabio. Doch irgendwann kann Sina nicht mehr aufhören mit dem Kalorienzählen. Als die anderen merken, was mit ihr los ist, ist sie schon viel zu dünn...

Eine authentische Geschichte, die Mut macht, dem Schlankheitswahn zu trotzen.

www.cbj-verlag.de

30465

Christine Fehér

# Ella im Abseits

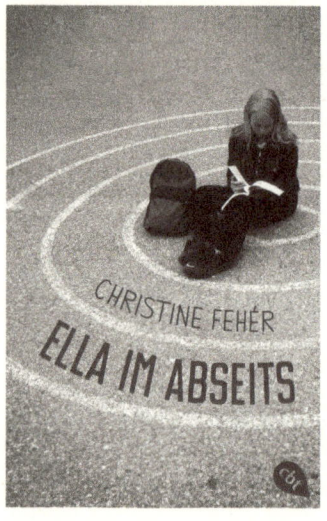

176 Seiten, ISBN 978-3-570-31369-5

Die 11-jährige Ella ist ein wenig ruhiger als ihre Klassenkameraden und ihre Klamotten sind nicht so hip. Sie hat keine beste Freundin und gehört nicht zum harten Kern der 5. Klasse. Und je krampfhafter sie sich bemüht, Freundschaften zu schließen, desto heftiger wird sie von der Klasse abgelehnt und ausgegrenzt. Als dann ein WhatsApp-Video hochgeladen wird, das zeigt, wie Ella auf dem Schulhof gemobbt wird, getraut sie sich gar nicht mehr in die Schule und verschwindet spurlos ...

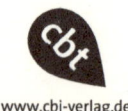

www.cbj-verlag.de

30464